Prof. Dr. med. Reiner Bartl

OSTEOPOROSE

Rechtzeitig erkennen und richtig behandeln

südwest

INHALT

VORWORT

Der Knochenschwund (Osteoporose) ist keine banale »Alterserscheinung«, sondern ein weltweites, zunehmendes und teures Gesundheitsproblem. Die WHO stuft sie als eine der zehn wichtigsten und teuersten Volkskrankheiten ein. In Europa sind jede 3. Frau und jeder 5. Mann davon betroffen, mit den Folgen lang anhaltender Schmerzen, körperlicher Beeinträchtigung bis hin zur Immobilität, sozialer Isolierung und Pflegebedürftigkeit. Außerdem ist Osteoporose eine schleichende, heimtückische Krankheit. Die Betroffenen merken lange nicht, dass ihre Knochen »schwinden« und an Festigkeit verlieren – bis ein schmerzhafter Knochenbruch sie wach rüttelt! Doch inzwischen ist die Osteoporose als eine vermeidbare, früh diagnostizierbare, gut behandelbare und im Frühstadium sogar »heilbare« Krankheit einzustufen.

Nicht erst warten, bis der Knochen bricht.

Trotz der enormen klinischen und therapeutischen Fortschritte ist die Osteoporose immer noch eine unterschätzte, unterdiagnostizierte und untertherapierte Krankheit. Weltweit spricht man bereits von einer »osteoporosis treatment crisis (gap)« und einer Therapiemüdigkeit bei Osteoporose – sowohl bei den Patienten als auch bei den behandelnden Ärzten. Aus dieser derzeitigen Krisensituation helfen nur ein fundierter Informationsaustausch und eine vertrauensvolle Zusammenarbeit zwischen Arzt und Patient (»Der Patient als Partner«). Ein standardisiertes Management der Osteoporose ist seit Langem global erarbeitet worden. Unterschieden werden **drei Strategiestufen** für den Erhalt, aber auch für die Wiedergewinnung eines starken und gesunden Knochens:

1. Normale Knochendichte und Osteopenie (DXA): Risiken früh erkennen und Vorsorge für einen stabilen Knochen treffen
2. Messtechnische Osteoporose (DXA ohne Frakturen): mit antiresorptiven Medikamenten behandeln, um Frakturen zu vermeiden
3. Manifeste Osteoporose (DXA und Frakturen): mit den neuesten osteoanabolen Medikamenten behandeln, um Frakturen zu stabilisieren und weitere zu vermeiden.

Die praktische Umsetzung dieser weltweit erarbeiteten und anerkannten »Leitlinien« ist jetzt Aufgabe und Anstrengung der gesamten Gesellschaft.

München, 2026 — Prof. Dr. Reiner Bartl

WAS SIE VON DIESEM BUCH ERWARTEN KÖNNEN

Im Gegensatz zu unseren Knochen sind andere Teile des Bindegewebes wie Haut, Zähne und Haare gut sichtbar und werden von den Mitmenschen als Zeichen von Schönheit, Jugendlichkeit, Dynamik, ja sogar als Zeichen erotischer Attraktivität wahrgenommen und interpretiert. Ganze Industriezweige versprechen vor allem Frauen mit teuren Produkten und zweifelhaften Methoden ein schöne, glatte, faltenfreie Haut, straffe Brüste, eine jugendliche Figur, volles, spannkräftiges Haar, lange Wimpern und weiße Zähne als Ausdruck immerwährender Schönheit.

Unsere Knochen führen ein Dasein im Dunkeln und verdienen mehr Beachtung und Pflege!

Unser Skelett dagegen ist unsichtbar in den Tiefen des Körpers versteckt und seine Existenz kann an einigen Stellen des Körpers allenfalls ertastet werden. Das klaglose Funktionieren der Knochen ist für uns eine Selbstverständlichkeit. Mit ihrer Pflege kann daher in der Schönheitsindustrie und in der Werbung wenig verdient werden. Und doch sind von der Gesundheit unseres Skeletts die Körpergröße, unser Gang, unsere Bewegung und sogar unsere Körpergestalt abhängig. Denken wir nur an die Verunstaltung und Behinderung durch einen »Witwenbuckel«. Er ist die Folge multipler Wirbelbrüche! Was nützen uns die von der Industrie versprochenen Schönheitssignale von Haut, Haaren und Zähnen allein, wenn uns Knochenbrüche und Knochenschmerz Mobilität, Lebensqualität und Schlaf rauben! Wir tun also gut daran, auch an die Gesundheit und Stabilität unseres Skeletts zu denken und in sie zu investieren. Ein starker und gesunder Knochen dankt es uns mit Mobilität und Lebensfreude – bis ins hohe Alter!

Stabile Knochen – mobiles Leben!

Was Sie von diesem Osteoporose-Buch erwarten können:

- Wie man Osteoporose heute definiert und einteilt
- Die Diagnostik der Osteoporose basiert auf der DXA-Messung.
- Welche Risikofaktoren gibt es und wie kann ich die Osteoporose vermeiden?
- Welche Strategien der Osteoporosetherapie gibt es?
- Wann ist ein Medikament gegen Osteoporose ratsam?
- Welches Medikament ist am besten für mich geeignet?
- Schmerztherapie: »Zuerst der Patient, dann die Krankheit!«
- Ausreichend Mineralien und Vitamine als Basis!
- Hormonersatztherapie (HRT): nur in besonderen Fällen wertvoll
- Wirkungen und Nebenwirkungen antiresorptiver Substanzen
- Einsatz osteoanaboler Substanzen bei manifester Osteoporose
- Romosozumab mit gleichzeitig antiresorptiver und osteoanaboler Wirkung
- Gründe für die derzeitige und weltweite »treatment crisis«
- Überwachung der medikamentösen Osteoporosetherapie
- Welche Therapiewechsel sind wann sinnvoll?
- Abwägung von Nutzen (Reduktion des Frakturrisikos) und Risiken (Nebenwirkungen) der Osteoporosemittel
- Was sind »osteoporotische Frakturen« und wie werden sie behandelt?
- Irrtümer und Mythen in der Behandlung der Osteoporose erkennen
- Kurze Zusammenfassung einer modernen Behandlung der Osteoporose

Mit dem heutigen Wissen und den neuesten Mitteln ist die Volkskrankheit Osteoporose vermeidbar und endlich besiegbar. In der Praxis haben wir aber gerade weltweit eine »treatment crisis«, verursacht durch Fake News im Internet. Dieses Buch beschreibt die neuesten und besten Strategien für starke Knochen, deckt die zahlreichen Irrtümer zum Thema auf und ermutigt, mehr für die Stabilität unseres Knochens zu investieren – der Lohn sind Mobilität und Lebensmut in jedem Alter!

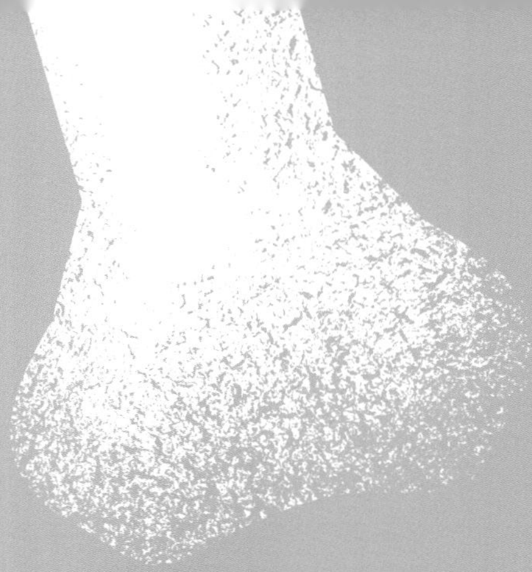

Kapitel 1

UNSER SKELETT

belastbar und anpassungsfähig zugleich

EIN MEISTERWERK DER BIOARCHITEKTUR

Das heutige menschliche Skelett ist ein über 500 Millionen Jahre weiterentwickeltes und ständig verbessertes Meisterwerk der Bioarchitektur! Es besteht aus 220 einzelnen Knochen, wiegt ungefähr 10 kg und macht etwa 15 % des Körpergewichts aus. Eine grobe Unterteilung unterscheidet das Skelett des Stamms **(Rumpf- oder Axialskelett)** vom Skelett der Extremitäten **(Extremitätenskelett oder peripheres Skelett)** (Abbildung 1.1). Diese Unterscheidung ist bei der Entstehung der Osteoporose von Bedeutung, da beide Anteile aufgrund ihres architektonischen Aufbaus unterschiedlich stark von Knochenschwund betroffen sein können.

Der Knochen hat zwei mechanische Eigenschaften zu erfüllen: **Belastbarkeit** und **Elastizität** bei möglichst niedrigem Gesamtgewicht. Die Elastizität des Knochens wird erreicht durch eine spezielle Mischung der Baumaterialien, die wir im Bauwesen als Prinzip der Spannbetonbauweise kennen: die **»2-Phasen-Komponente«**. So besteht der

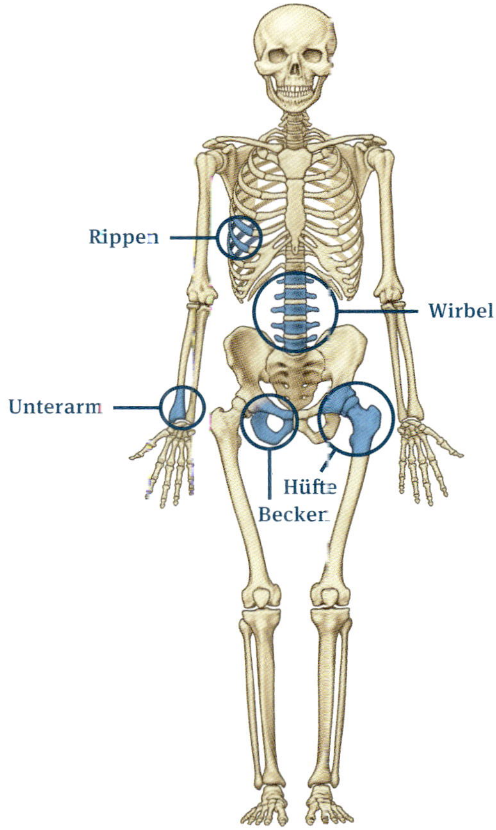

Abb. 1.1 Das menschliche Skelett umfasst ungefähr 220 Knochen, jeder speziell geformt durch den Prozess des »modelling« und ständig erneuert und angepasst durch das »remodelling«. Eingekreist sind die wichtigsten Lokalisationen osteoporotischer Frakturen.

Knochen aus einer elastischen Knochenmatrix, in der Kollagenmoleküle in Schichten parallel angeordnet sind. Dazwischen lagern Kalzium und Phosphat in kristalliner Form und verfestigen das Ganze, vergleichbar mit Beton bei der Spannbetonbauweise.

Das Baugewerbe kann vom Studium des Knochengewebes lernen, wie man die beiden entscheidenden Baueigenschaften »Rigidität« und »Elastizität« miteinander vereinen kann – bei gleichzeitig niedrigem Materialgewicht.

Verschiedene Spurenelemente, Wasser und Riesenmoleküle (Mukopolysaccharide) dienen als Leim, der die Proteinseile (Kollagen) fest mit den Mineralkristallen verbindet. Das Kollagen ist für die Elastizität zuständig; die kristallinen Mineralien für die Festigkeit und Rigidität des Knochens (Abb. 1.2).

Kollagen ist neben dem Hämoglobin eines der genialen Moleküle, die die Evolution hervorgebracht hat.

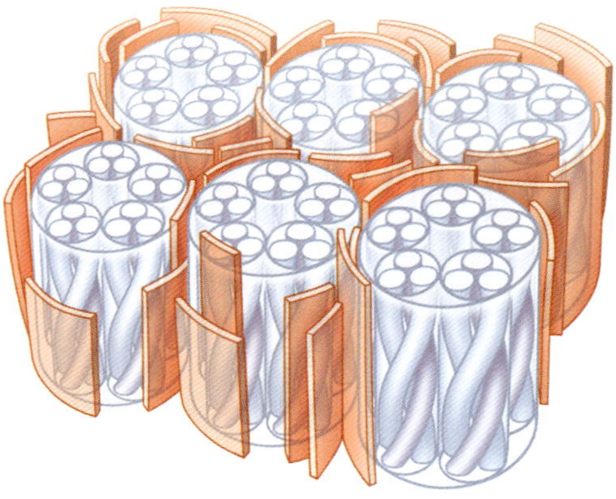

Abb. 1.2 Kollagenfasern (in Blau und quer angeschnitten) werden ummantelt von Kalziumphosphatkristallen (Hydroxylapatit, braune Schalen) und erzeugen dadurch die Festigkeit und Elastizität des Knochenmaterials

Der äußere Anblick des Knochengerüsts verbirgt die durchdachte Architektur. Erst im Schnitt oder im Röntgenbild können wir die beiden Bauprinzipien erkennen, die für die hohe Festigkeit des Knochens sorgen (Abb. 1.3 und 1.4).

Kompakta (kortikaler Knochen, Knochenrinde): Die Hülle der langen Röhrenknochen besteht aus parallel zur Längsrichtung angeordneten Knochenzylindern. In den Querverbindungen verlaufen die von der Knochenhaut (Periost) her einmündenden Blutgefäße und Nervenfasern.

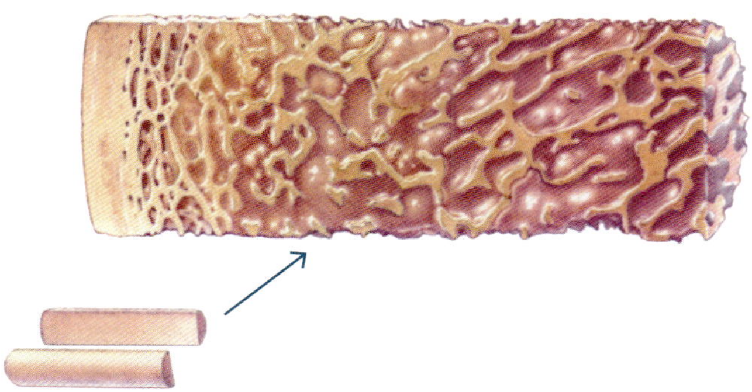

Abb. 1.3 Längshalbierung der Knochenbiopsie aus dem Beckenkamm mit Darstellung beider Bauelemente des Skeletts: Kompakta als äußere Knochenrinde (links) und Spongiosa (rechts) mit zahlreichen Knotenpunkten, die für die Stabilität verantwortlich sind

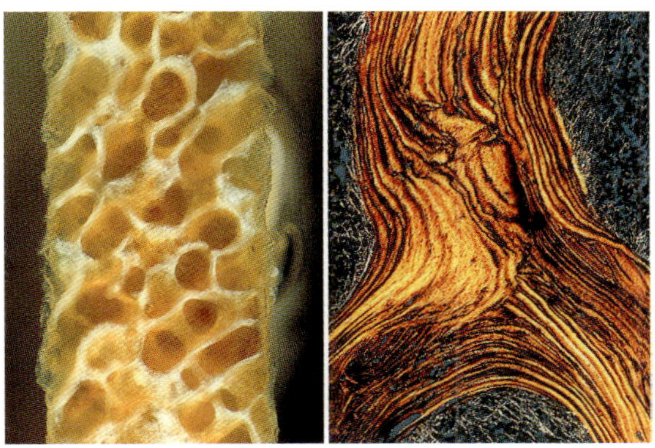

Abb. 1.4 Darstellung der Spongiosastruktur in der Knochenbiopsie: links die Bälkchenstruktur mit den Knotenpunkten, rechts vergrößert ein Knotenpunkt mit der lamellären Anordnung der Kollagenbündel, Knochenbiopsie

Spongiosa (trabekulärer Knochen, Knochenbälkchen): Einen anderen Aufbau finden wir im axialen Skelett (Schädel, Wirbelsäule, Thorax und Becken). Diese Knochen sind wie ein von einer festen Hülle umgebener Schwamm konstruiert. Auf den ersten Blick wirken die Knochenbälkchen ungeordnet, doch bei genauer Betrachtung zeigen die Bälkchen oder Platten eine exakte Anpassung an die Belastungslinien **(Trajektionslinien)**. Je dichter die Verknüpfungspunkte (Knoten) der Bälkchen ausgebildet sind, desto stabiler ist der Knochen. Die Gesamtmasse des normalen Skeletts beträgt 10 kg, wobei 8 kg auf die Kompakta und nur 2 kg auf die Spongiosa entfallen. Dafür hat die Spongiosa eine 10-fach größere Oberfläche als die Kompakta. Während im peripheren Skelett die Röhrenknochen mit einem hohen Anteil an kompakten Knochen dominieren, findet sich im axialen Skelett vor allem spongiöser Knochen mit einer extrem großen Knochenoberfläche.

In den wichtigsten Skelettregionen, die frakturgefährdet sind, finden sich folgende Anteile an kortikalem und spongiösem Knochen:

Wirbelkörper	66 % spongiös	34 % kortikal
Oberschenkelhals	25 % spongiös	75 % kortikal
Oberschenkelschaft	5 % spongiös	95 % kortikal
Handgelenk	25 % spongiös	75 % kortikal

Das Axialskelett mit dem hohen Spongiosaanteil und der großen Oberfläche ist wesentlich anfälliger für Knochenschwund und weist besonders früh Zeichen einer Osteoporose auf. Im Rahmen einer Früherkennung der Osteoporose muss daher im Bereich des Axialskeletts gemessen werden. Eine rasch entstehende Osteoporose, zum Beispiel bei einer Schilddrüsenüberfunktion, wird sich zuerst durch Wirbelkörperfrakturen verraten.

Der Knochenschwund macht sich zuerst im Axialskelett (Wirbelsäule, Hüfte und Becken) mit Frakturen bemerkbar. Dort muss auch die Diagnostik ansetzen und messen.

Die **Belastbarkeit** (Festigkeit) des Knochens wird von mehreren Parametern beeinflusst:

- Knochenmasse
- Knochengeometrie, Knochenarchitektur (Spongiosa- und Kompaktastruktur)
- Knochenumbau
- Knochenmineralisation und
- Knochenmaterialzusammensetzung

Knochenwachstum: »modelling« und »remodelling«

Der populären Meinung nach ist der Knochen ein starres, ja sogar lebloses Gerüst, eben wie auf der Baustelle. Doch auch wenn der Knochen im Inneren des Körpers versteckt ist, so ist er ein dynamisches Organ mit hoher Durchblutung und Stoffwechselaktivität. Bei der Geburt sind nur wenige Knochenteile fertig angelegt und werden in einem komplexen Prozess nach und nach aus Knorpel oder Bindegewebe zum festen Knochen umgebaut (Abb. 1.5). Das Knochenwachstum **(»modelling«)** wird in der Pubertät mit der Verknöcherung der Wachstumsfugen abgeschlossen.

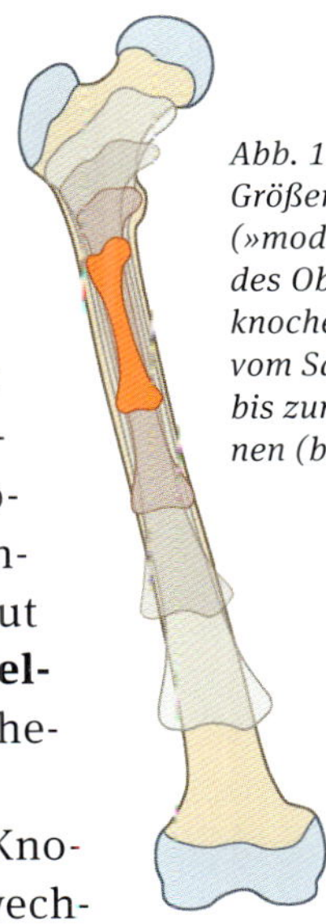

Abb. 1.5 Größenwachstum (»modelling«) des Oberschenkelknochens (Femur) vom Säugling (orange) bis zum Erwachsenen (beige)

Auch im Erwachsenenalter wird der Knochen noch ständig umgebaut und den wechselnden Bedürfnissen angepasst. Zudem verliert die alternde Knochensubstanz durch einen Verlust von Mineralien und eine Alterung der Knochenmatrix an Festigkeit und Elastizität: Sie bricht leichter. Daher wird die gesamte Knochensubstanz in regelmäßigen Abständen ausgetauscht und erneuert. Dieser Materialaustausch **(»remodelling«)** dient folgenden Aufgaben:

- Mobilisation von Kalzium aus dem Reservoir im Rahmen des Kalziumhaushalts
- Ersatz des alten, brüchigen Knochengewebes
- Anpassung an neue Belastungsanforderungen
- Reparatur beschädigten, alternden Knochens

Dabei geht es nicht nur um die Reparatur und Heilung von Brüchen ganzer Knochen, sondern auch um die Millionen mikroskopisch kleinen Brüche der Knochenbälkchen (Mikrofrakturen), die neben der Knochendichte das Frakturrisiko mitbestimmen. Übrigens: Der Knochen ist das einzige Organ, das auf Verletzungen nicht mit der Bildung einer Narbe reagiert, sondern das abgestorbene Gewebe wieder vollkommen und funktionstüchtig ersetzen kann!

Der Knochen ist ein hochaktives Gewebe, das sich selbst überwacht und repariert. Knochenschwund beginnt auf der inneren Oberfläche unserer Knochen. Der Knochen wird regelrecht von innen ausgehöhlt – bis er bricht.

Knochenzellen

Der Knochen wird etwa alle zehn Jahre komplett erneuert. Der Grund für diese aufwendigen Arbeiten ist, dass sich der Körper weder einen minderwertigen Knochen noch zu viel Knochenmasse für die Fortbewegung leisten kann.

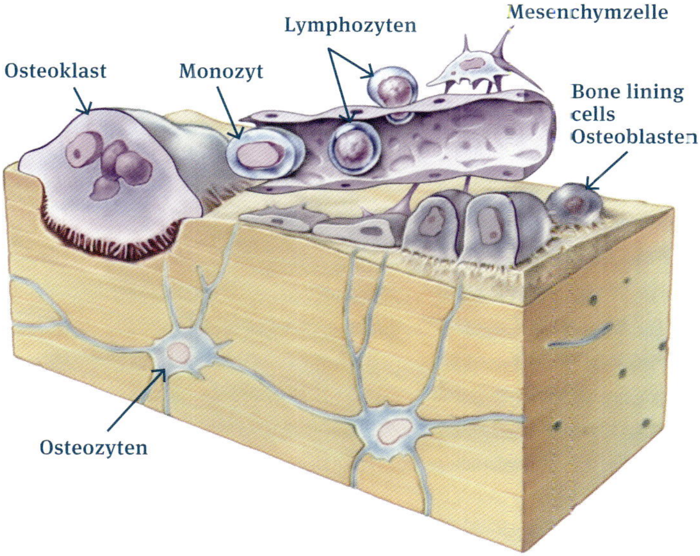

Abb. 1.6 Darstellung einer Knochenumbau-Einheit (»bone remodeling unit«), bestehend aus knochenabbauenden Zellen (Osteoklasten), knochenaufbauenden Zellen (Osteoblasten) und knochenerhaltenden und -steuernden Zellen (Osteozyten und »bone lining cells«, rechte Bildseite) einschließlich deren Vorläuferzellen aus dem benachbarten Knochenmark

Für die ständigen Reparaturen und Anpassungen bedient sich das Knochengewebe spezialisierter Zellsysteme, quasi **»Bautrupps«** (Abb. 1.6).

Obwohl dieser Prozess für unsere Sinne nicht wahrnehmbar ist, spielt sich dieser Umbau gleichzeitig an Millionen von winzig kleinen Baustellen ab. Die Bautrupps bestehen im Wesentlichen aus vier Zelltypen mit unterschiedlichen Aufgaben:

Osteoklasten (knochenabbauende Zellen) (Abb. 1.7). Wird von den Kontrolleuren eine Baustelle erkannt, rücken zuerst die ***»Bagger«*** an. Diese Riesenzellen bauen alte, schwache Knochen in nur wenigen Tagen

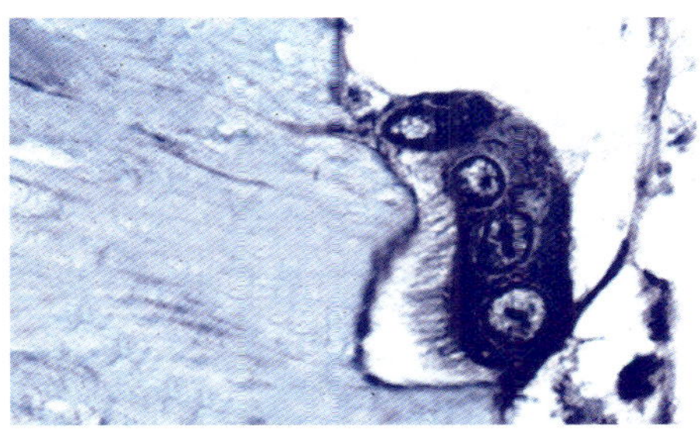

Abb. 1.7 Der Osteoklast, wie eine gefräßige Raupe mit dem Abbau des Knochens beschäftigt (links), Knochenbiopsie

ab. Charakteristisch ist die stark gefaltete Zellmembran, die der Knochenoberfläche aufliegt. Hier werden große Mengen von Substanzen ausgeschieden, die die Mineralien des Knochens auflösen und das restliche Kollagen im Zellinneren verdauen. Die Bereitstellung, Reifung und Aktivierung der Osteoklasten werden durch zahlreiche Hormone und Wachstumsfaktoren gesteuert.

Der fehlregulierte Osteoklast – ein »Kraftpaket« mit hohem Zerstörungspotenzial – ist der Schlüssel zu fast allen aggressiven Knochenkrankheiten! Heute haben wir gute Medikamente, die die hyperaktiven Osteoklasten wieder zuverlässig beruhigen.

Osteoblasten (knochenaufbauende Zellen) (Abb. 1.8). Nachdem der alte Knochen wegtransportiert wurde, bauen die ***»Maurer«*** den neuen Knochen langsam über viele Wochen wieder auf. Ihre Hauptfunktion ist die Produktion von Knochenmatrix.

Osteozyten (knochenüberwachende Zellen) (Abb. 1.9). Etwa jeder zehnte auf der Knochenoberfläche liegende Osteoblast wird in das neu gebildete Knochengewebe eingebaut und entwickelt sich zum Osteozyten. Man kann diese Zellen auch mit ***»Beamten«*** vergleichen, die für Ordnung im Knochengewebe sorgen. Sie liegen im Knochen und sind durch weitverzweigte Kanälchen (Canaliculi) miteinander verbunden.

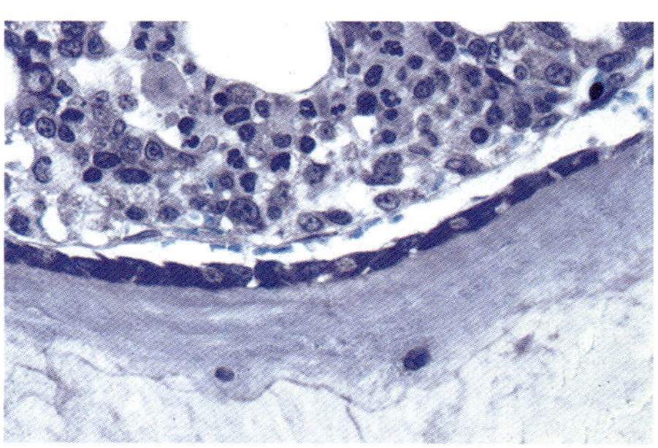

Abb. 1.8
Osteoblastensaum auf der Oberfläche des neu gebildeten Knochengewebes (dunkleres Blau), Knochenbiopsie

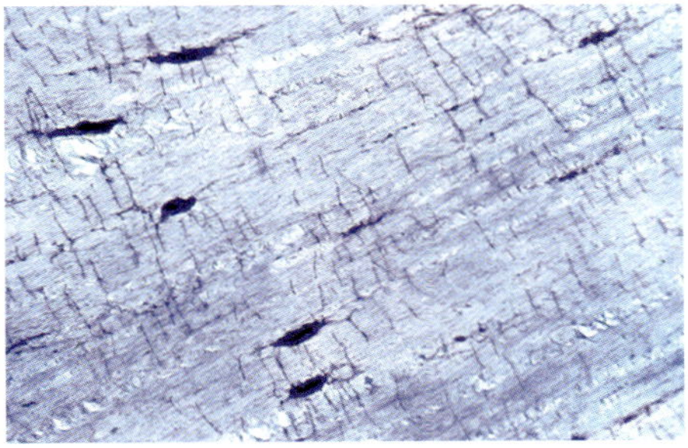

Abb. 1.9
Osteozyten im Knochen und verbunden über Kanälchen überwachen und steuern die Erneuerung und Anpassung des Knochengewebes, Knochenbiopsie

Die Oberfläche der Kanälchen wird auf 1200 m² geschätzt, also eine riesige Oberfläche. Die Funktion der Osteozyten ist noch wenig erforscht. Sie spielen eine wichtige Rolle im Transport von organischen und anorganischen Stoffen im Knocheninneren. Wahrscheinlich registrieren sie den Muskelzug am Knochen und geben diese Signale an die auf der Knochenoberfläche liegenden Baueinheiten weiter. Als ***»Kontrolleure«*** registrieren sie auch das Alter der Knochensubstanz und leiten deren Umbau ein.

Endostzellen (»lining cells«, knochenschützende Zellen) (Abb. 1.6). Diese flachen Zellen bedecken 80–95 % der Oberfläche des Knochens und charakterisieren damit den Ruhezustand im Umbauzyklus des Knochens. Zusammen mit der darunter liegenden Kollagenmembran bilden sie eine Schutzschicht und eine funktionelle Überwachungseinheit ***(»Polizei«)***, zusammen mit dem verzweigten Kanalsystem der Osteozyten.

Knochenumbau

Für den Umbauprozess des Knochens **(»remodelling«)** stehen zwei bis fünf Millionen Baueinheiten bereit. Diese Selbstreparatur des Knochens ist von entscheidender Bedeutung für die Entstehung der Osteoporose. Knochenschwund entsteht, wenn über die Jahre etwas mehr Knochen abgebaut als erneuert wird. Diese negative Knochenbilanz kann zwei Ursachen haben:

- Die »Bagger« (Osteoklasten) sind zu aktiv; es entsteht eine rasch progrediente Osteoporose.
- Die »Maurer« (Osteoblasten) sind zu inaktiv – typisch für eine langsam entstehende Osteoporose über viele Jahre.

Der **Knochenumbau** wird bisher nur teilweise verstanden. Er geschieht in Zyklen von ungefähr 120 Tagen. Unterschieden werden folgende Umbauphasen des Knochens, die zusammen einen Zyklus bilden (Abb. 1.10):

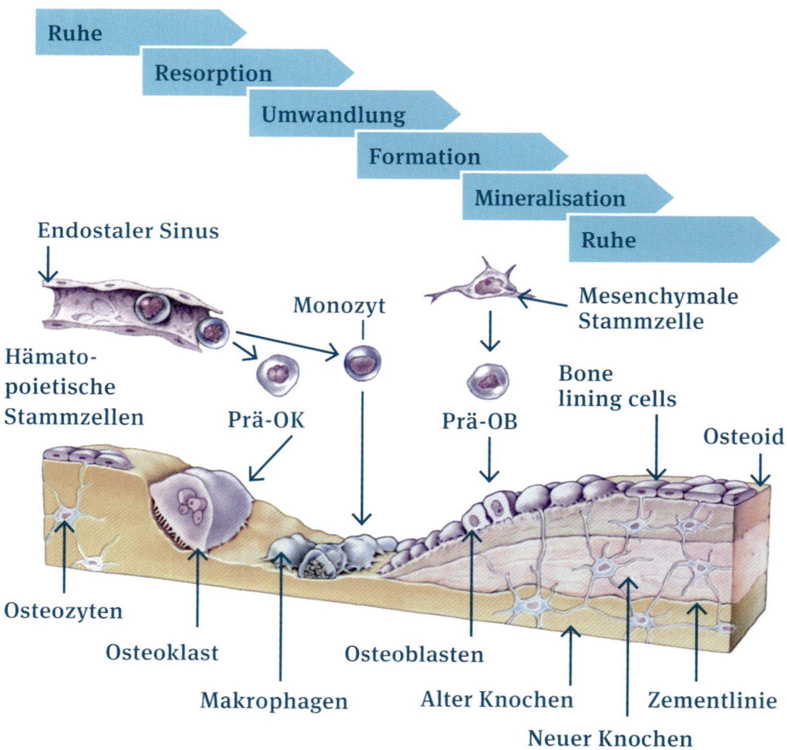

Abb. 1.10 Stadien des geordneten Knochenumbaus (»remodelling«) und Auflistung der beteiligten Zellen von links nach rechts

- Ruhephase ohne Bauaktivitäten
- Abbauphase durch Osteoklasten
- Umschaltphase mit Vorbereitung der Knochenoberfläche zur Knochenproduktion
- Anbauphase mit Osteoblasten und Einbau von Kalzium (Mineralisationsphase, abhängig von Vitamin D)
- Wieder Ruhephase ohne Bauaktivitäten

Die Abbauphase ist bereits nach zwei Wochen abgeschlossen, während die Mineralisationsphase bis zur Bildung reifen Knochens Monate dauern kann und von genügend Vitamin D abhängt. Die Gesamt-Umbaurate des Skeletts beträgt 10 % pro Jahr. Anders formuliert: Täglich werden 2 g Knochengewebe erneuert. Je nach Verhältnis zwischen der Ab- und Anbaurate kann über die Jahre hinweg unbemerkt ein steter Knochenschwund (negative Knochenbilanz) oder auch ein Knochenaufbau (positive Knochenbilanz) stattfinden. Eine Zunahme der Knochenmasse kann durchaus auch bei bereits schwerer Osteoporose und im hohen Alter erreicht werden. Es ist also nie zu spät, eine medikamentöse Therapie einzuleiten!

Der Knochenumbau läuft nach einer genau festgelegten Sequenz millionenfach im Knochen ab. Jeder Zyklus dauert etwa zwei Wochen.

Kortikaler und spongiöser Knochen

Ungefähr 80 % des Knochens sind kortikal (äußere feste Schale) und nur 20 % spongiös, auch trabekulär genannt (schwammartig); (Abb. 1.11). Beide Knochenstrukturen haben unterschiedliche **Umbauraten**:

Der **kortikale Knochen (= harte äußere Schale)** ist sehr dicht und hat eine relativ geringe Oberfläche, weshalb er einem langsamen Umbau unterliegt. Wir finden ihn vor allem im Röhrenknochen.

Der **spongiöse Knochen (= schwammartiges Netzwerk)** dagegen hat durch die feingliedrige Anordnung eine viel größere Oberfläche pro Knochenmasse und ist daher einem wesentlich schnelleren Umbau ausgesetzt. Der Anteil an spongiösen (trabekulären) Knochen ist in den verschiedenen Skelettarealen unterschiedlich:

- Lendenwirbelsäule 75 %
- Ferse 70 %
- proximaler Femur 50–75 % (Abb. 1.11)
- distaler Radius 25 %
- Radiusmitte kleiner als 5 %

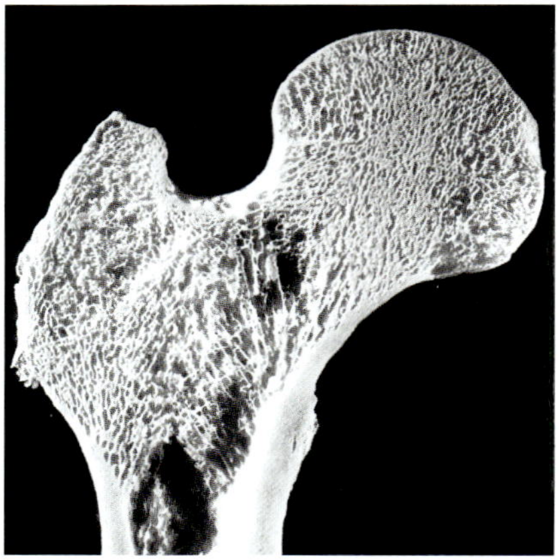

Abb. 1.11 Schnitt durch einen normalen Oberschenkelknochen mit Darstellung der Knochenrinde und der Knochenbälkchen (Spongiosa)

Ungefähr 25 % des spongiösen Knochens werden jährlich umgebaut, dagegen nur 2,5 % des kortikalen Knochens. Dies bedeutet, dass sich der Knochenschwund zuerst an Knochen mit einem hohen Anteil an Knochenbälkchen, also mit einer hohen Oberfläche, manifestiert. So verliert eine Frau in der Menopause etwa 5–10 % der kortikalen Knochen und 20–30 % der spongiösen Knochen. Betroffen sind vor allem Wirbelkörper und Hüfte, aufgrund ihres hohen Anteils an spongiösem Knochen.

Maximale Knochendichte (»peak bone mass«)

Die Ausbildung des Skeletts wird noch vor der Geburt festgelegt; das Wachstum findet in der Kindheit und Pubertät statt. In diesem Alter sind die Bereitstellung von Baumaterial (Kalzium, Eiweiß und Vitamin D) und die Belastung des heranreifenden Knochens durch körperliche Aktivität als Reiz für die Knochenproduktion besonders wichtig. Überzogene Diäten und Rauchen sind in der Wachstumsphase Gift und müssen eingestellt werden! Mit 18 Jahren ist das Knochenwachstum nahezu abgeschlossen. Im Alter zwischen 20 und 30 Jahren erreichen wir die maximale Knochendichte **(»peak bone mass«)**; (Abb. 1.12). Zu diesem Zeitpunkt ist das Skelett bezüglich Größe und Qualität »maximal«. Die maximale Knochendichte wird von fünf Faktoren beeinflusst:

- Genetik
- Hormone
- Bewegung
- Ernährung
- Lebensstil

Spätestens nach dem 30. Lebensjahr wird die Knochenbilanz (Verhältnis von Knochenanbau zu -abbau) negativ und liegt unabhängig vom Geschlecht bei durchschnittlich 1% Knochenverlust pro Jahr. Dieser Knochenschwund ist offensichtlich genetisch vorprogrammiert. Bei der Frau steigt der Verlust an Knochen nach der Menopause mit einem Abfall des Östrogenspiegels rapide bis auf 4% pro Jahr. Dies

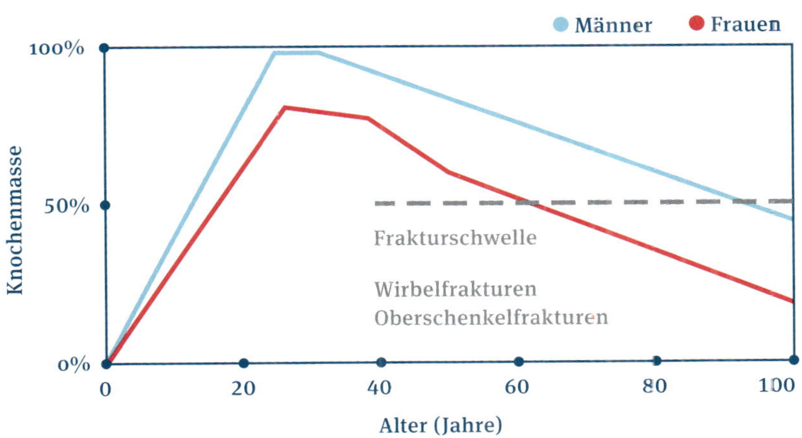

Abb. 1.12 Altersabhängiger Verlauf der Knochenmasse bei Frauen und Männern mit normalem Knochenstatus und Frakturschwelle. Die maximale Knochendichte (»peak bone mass«) ist mit etwa 25 Jahren erreicht – danach zunehmender Knochenschwund, bei Frauen insbesondere nach der Menopause.

bedeutet, dass die Frau vom 40. bis zum 70. Lebensjahr im Durchschnitt etwa 40 % ihrer Knochenmasse verliert. Der Mann verliert im gleichen Zeitraum nur etwa 12 %.

Gründe für den Knochenverlust mit zunehmendem Alter sind:

- verminderte Resorption von Vitamin D und Kalzium im Magen-Darm-Trakt,
- verminderte Produktion von Vitamin-D-Vorstufen in der Haut,
- eingeschränkte Nierenfunktion mit Kalziumverlust über den Urin,
- verminderte Produktion von Östrogen bei Mann und Frau,
- verminderte Aktivität der knochenaufbauenden Zellen (Osteoblasten).

Die maximale Knochenmasse des jungen Erwachsenen stellt daher ein *Kapital* dar, das in jungen Jahren aufgebaut und später gepflegt werden muss. Ist zum Beispiel die Kalziumzufuhr über die Ernährung zu gering oder der Kalziumbedarf während der Schwangerschaft besonders groß, so wird Kalzium stetig aus dem Skelettspeicher abgerufen – auf Kosten der Knochenmasse und -festigkeit. Die Folge sind vermehrte Brüche des ausgehöhlten Knochens!

Nachdem wir mit etwa 25 Jahren die maximale Knochendichte erreicht haben, wird stetig mehr Knochen abgebaut als angebaut; es entsteht eine genetisch und hormonell gesteuerte negative Knochenbilanz. Die Osteoklasten lösen Knochengewebe auf, die Mineralien gelangen ins Blut, das Kollagen wird im Osteoklasten in seine Bestandteile zerlegt und über den Urin ausgeschieden. Der verlorene Knochen kann durch eine Hemmung der Osteoklasten, die Gabe von Hormonen und die Zufuhr von Kalzium und Vitamin D wieder ersetzt werden. Eine positive Knochenbilanz bedarf aber auch einer erhöhten körperlichen Aktivität, dem wichtigsten Reiz für die Aktivierung der knochenanbauenden Osteoblasten. Diese Umbauprozesse erfolgen über Jahre, also verlangt die Behandlung der Osteoporose Geduld und Konsequenz.

Regulation des Knochenwachstums

Das Knochenwachstum ist ein komplexer Prozess, der von bestimmten Genen, Hormonen, Wachstumsfaktoren und Vitaminen gesteuert wird. Fällt eines dieser Gene aus oder ist es fehlerhaft, so kommt es zu unterschiedlichen Wachstumsstörungen und Knochenkrankheiten. Folgende **Hormone** sind für ein normales Knochenwachstum nötig:

- **Kalzitonin** aus der Schilddrüse hemmt die Osteoklasten.
- **Parathormon (PTH)** aus den vier Epithelkörperchen, das den Kalziumspiegel im Blut reguliert. Es steigert die Kalziumaufnahme im Darm, mobilisiert das Kalzium aus dem Knochen über die Osteoklasten und hemmt den Kalziumverlust über den Urin.
- **Kortison** aus den Nebennieren steigert in niedrigen Dosen das Knochenwachstum; als Medikament in hohen Dosen steigert es aber den Knochenabbau über Osteoklasten.
- **Wachstumshormon** aus der Hypophyse (im Gehirn lokalisiert) stimuliert das Knochenwachstum vor allem in der Pubertät.
- **Schilddrüsenhormon** aus der Schilddrüse steuert den Knochenumbau; in hohen Dosen (Hyperthyreose) führt es zu einer rasch fortschreitenden Osteoporose.
- **Insulin** aus der Bauchspeicheldrüse steigert unter anderem die Kollagenproduktion.
- **Sexualhormone** (Östrogen und Testosteron) aus den Gonaden sind wichtig für das Knochenwachstum und für den Erhalt der Knochenmasse. Sie stimulieren die Knochenbildung und hemmen den Knochenabbau, wobei Östrogen zusätzlich die Wachstumszonen in der Pubertät schließt und Testosteron die Muskeln stärkt.

Weitere wichtige **Regulatoren des Knochens** sind Signale »vor Ort«, und zwar über zelluläre Verbindungen, Zytokine, elektromagnetische Potenziale, zentralnervöse und immunologische Faktoren sowie mechanische Stimuli **(»loading«)**. Sie moderieren das enge Zusammenspiel der Knochenzellen und garantieren den geordneten Knochenumbau.

- **RANK/RANKL/Osteoprotegerin-System.** Diesem System kommt eine Schlüsselrolle in der Steuerung und im »coupling« der Knochenumbauvorgänge zu. **Osteoprotegerin (OPG)** wird von den Osteoblasten produziert, blockiert die Differenzierung der Osteoklasten aus Vorläuferzellen und hemmt so die Knochenresorption. **RANKL** dagegen stimuliert die Differenzierung von Osteoklasten und verlängert ihr Überleben. Ein Anstieg von RANKL führt daher zu gesteigerter Knochenresorption und somit zum Knochenschwund.
- **Sklerostin.** Das zirkulierende Proteinprodukt Sklerostin wird im Knochen von Osteozyten produziert. Es steigert die Osteoklastenaktivität und hemmt gleichzeitig die Osteoblasten. Der Antikörper Romosozumab blockiert Sklerostin und wird erfolgreich in der Behandlung der Osteoporose eingesetzt. PTH, Östrogen und mechanische Belastung hemmen ebenfalls die Produktion von Sklerostin.
- **Immunsystem.** Die Bedeutung des Immunsystems bei der Steuerung des Knochenumbaus liegt darin, dass bestimmte T- und B-Zellen die Produktion von RANK, OPG und TNF regulieren.
- **Zentrales Nervensystem**. Leptin (in den Fettzellen produziert) sowie sympathische Nervensignale beeinflussen über das Gehirn den Knochenumbau.

Unser Knochen ist eine »Mimose« und reagiert auf alle störenden Einflüsse! Selbst kleinste hormonelle Störungen können über Jahre zu einer negativen Knochenbilanz und somit zu Osteoporose führen. Neben den Hormonen sind an der Steuerung auch andere Organe wie Niere, Leber, Magen-Darm-Trakt und Gehirn beteiligt.

Unser Skelett – das Wichtigste im Überblick

- Das menschliche Skelett – ein hoch kompliziertes Zusammenspiel von ca. 220 form- und funktionsgerechten Einzelknochen
- Das Knochengewebe – ein Meisterwerk der Bioarchitektur, bis hinein in den molekularen Bereich
- Knochen und Knochenmark sind eine funktionelle Einheit und haben gemeinsame Stammzellen.
- Der Osteoklast – der »Bagger« im »Bauunternehmen Knochen«: effizient und schnell, aber auch brutal zerstörerisch in krankhaften Situationen
- Die Osteoblasten – die »Maurer« des Knochens, langsam arbeitend, aber echte Facharbeiter
- Die Osteozyten (»Beamte«) überwachen und steuern den Knochen.
- Der Knochen – ein lebenslanger Prozess des Modellierens, Anpassens, Erneuerns und Reparierens
- Der Knochenumbau läuft im Knochen nach einer genau festgelegten Reihenfolge gleichzeitig millionenfach ab. Ein Zyklus dauert jeweils etwa zwei Wochen.
- Hormone und Gewebshormone steuern den Knochenumbau und sind hauptverantwortlich für einen gesunden Knochen.
- Das Erreichen der maximalen Knochendichte (»peak bone mass«) beim jungen Erwachsenen hängt von vier Faktoren ab: Genetik, Hormone, körperliche Aktivität und Ernährung. Sie ist das Basiskapital für stabile Knochen im Alter.

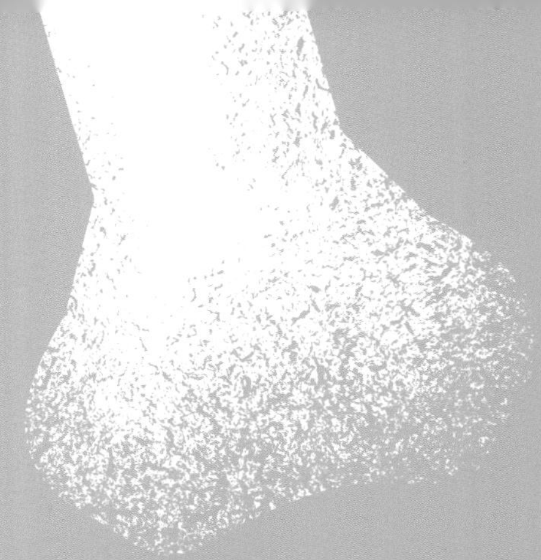

Kapitel 2

OSTEOPOROSE

wenn der Knochen dünn und brüchig wird

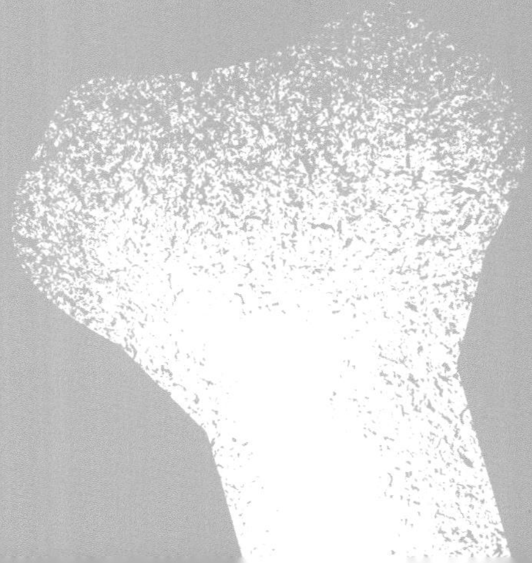

EPIDEMIOLOGIE DER OSTEOPOROSE

Die **Osteoporose** gehört zu den zehn wichtigsten Volkskrankheiten und verursacht immer noch extremes Leid für den Patienten sowie gigantische Kosten für das Gesundheitssystem (im Jahr 2019 in Deutschland waren es etwa 4 Mrd. €). Etwa zehn Millionen Menschen in Deutschland (rund 10 % der Bevölkerung) leiden an der Volkskrankheit Osteoporose. Jede 3. Frau und jeder 5. Mann erkranken im Laufe des Lebens an manifester Osteoporose. Die **postmenopausale Osteoporose**, die weitaus häufigste Form des Osteoporose-Syndroms, tritt zwischen dem 50. und 75. Lebensjahr als Folge des Ausfalls der Ovarfunktion auf. Der Mangel an Östrogen führt zu einem stärkeren Knochenabbau, der vom Knochenanbau nicht mehr kompensiert werden kann (Abb. 2.1). In den ersten Jahren der Menopause beträgt der jährliche Knochenverlust 1–5 %. Dies bedeutet, dass die Frau vom 40. bis zum 70. Lebensjahr im Durchschnitt etwa 40 % ihrer Knochenmasse verliert. Beim Mann tritt

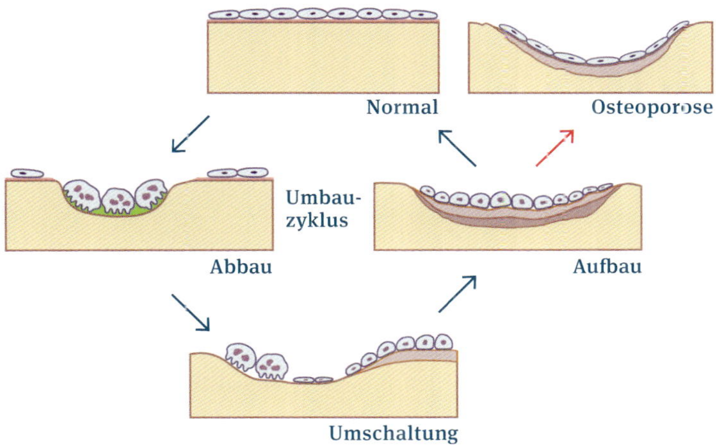

Abb. 2.1 Phasen des Knochenumbaus bei normaler (grauer Pfeil) und osteoporotischer (roter Pfeil) Situation. »Antiresorptive« Medikamente reduzieren den osteoklastischen Knochenabbau (links), »osteoanabole« Medikamente steigern den osteoblastischen Knochenaufbau (rechts).

eine starke Zunahme von Frakturen infolge der schleichend verlaufenden »Andropause« (Abnahme der Testosteronproduktion) erst etwa zehn Jahre später auf.

Laut Statistik führte die Osteoporose in Deutschland 2019 zu 688 000 registrierten Frakturen, davon ca. 67 000 Wirbelkörper- und 230 000 Oberschenkelfrakturen. Die tatsächlichen Frakturzahlen (vor allem die Wirbelfrakturen) dürften aber wesentlich höher liegen. So sind jährlich mehr Krankenhaustage auf die Frakturen zurückzuführen als beispielsweise auf Diabetes mellitus, Herzinfarkte und Brustkrebs zusammen.

Definition der Osteoporose

Die von den meisten Experten akzeptierte Definition der Osteoporose bei der postmenopausalen Frau lautet in der Regel folgendermaßen:

Die Osteoporose ist eine systemische Skeletterkrankung, die durch eine niedrige Knochenmasse und eine Verschlechterung der Mikroarchitektur des Knochengewebes charakterisiert ist, mit der Folge vermehrter Knochenbrüchigkeit. (Abb. 2.2, 2.3 und 2.4)

Sind als Folge der Osteoporose bereits eine oder mehrere Frakturen aufgetreten, spricht man von einer »**manifesten Osteoporose**«.

Der Zusammenhang von Knochendichte und Frakturrisiko wurde inzwischen durch eine Reihe von großen Studien belegt. Gemäß der Weltgesundheitsorganisation **(WHO)** wird die Osteoporose der postmenopausalen Frau daher nach den Werten der Knochendichtemessung festgelegt (1994):

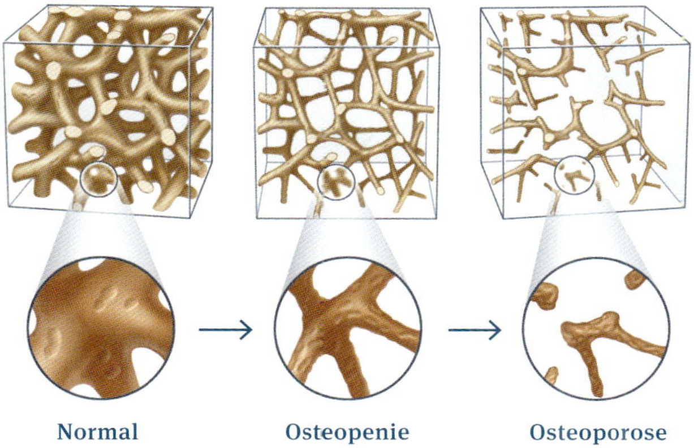

Abb. 2.2
Spongiöser Knochen (Trabekelwerk) eines Patienten mit normaler (links), osteopenischer (Mitte) und osteoporotischer (rechts) Knochenstruktur.

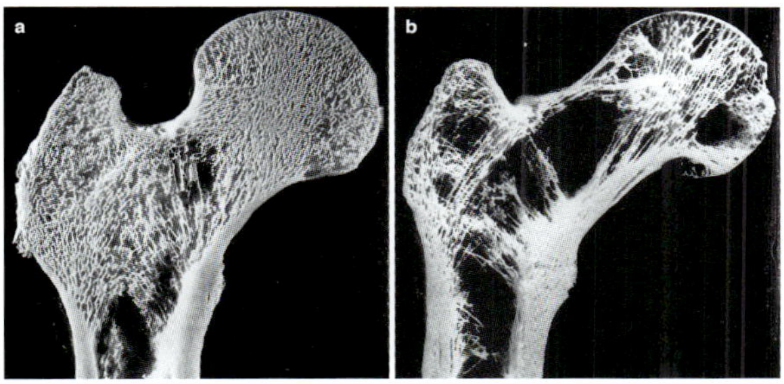

Abb. 2.3
Anschnitt des Oberschenkels (a) mit normaler kortikaler und trabekulärer Struktur und (b) mit schwerer Osteoporose. Beachten Sie die Zerstörung des trabekulären Netzwerks und Betonung der noch erhaltenen »Spannungslinien«.

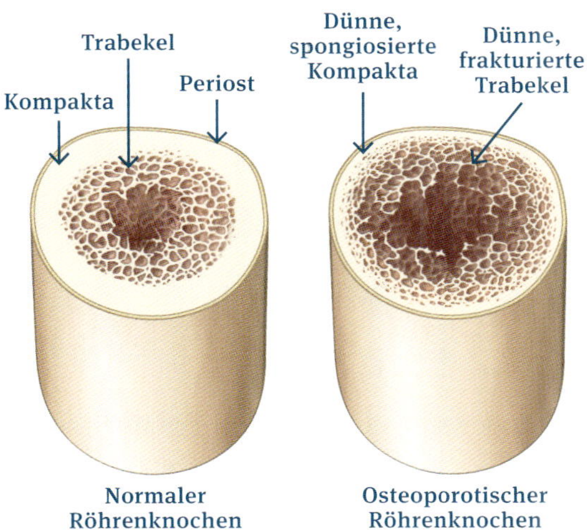

Abb. 2.4
Röhrenknochen im Anschnitt: links normal dicke Kompakta mit Trabekelwerk zur Markraummitte, rechts osteoporotischer Röhrenknochen mit dünner, verminderter Kompakta und Ausdünnung der Spongiosa.

»Eine Osteoporose liegt vor, wenn die Knochenmineraldichte an der LWS und/oder Hüfte um 2,5 Standardabweichungen (SD) unter dem statistischen Mittelwert gesunder prämenopausaler Frauen liegt (= T-Score).«

Gemessen wird mittels der »DXA-Methode« an der Lendenwirbelsäule (L1–L4) und/oder Hüfte (Gesamtareal und Schenkelhals); (Abb. 2.5). Der niedrigere Wert entscheidet für die Diagnosestellung. Abb. 2.6 dokumentiert eine schwere messtechnische Osteoporose einer 68-jährigen Frau, noch ohne osteoporotische Frakturen.

Einteilung der Osteoporose nach der Ausdehnung

Nach dem Befallmuster des Skeletts unterscheidet man **lokale** (fokale, regionale) Osteoporosen von der klassischen **generalisierten** (systemischen) Osteoporose. Eine lokale Osteoporose ist häufig der Endzustand zahlreicher entzündlicher, neurologischer oder tumoröser Knochenerkrankungen.

Einteilung der Osteoporose nach dem Knochenumbau

Nach dem Ausmaß des Knochenumbaus wird unterschieden zwischen:

- Osteoporosen mit niedrigem Knochenumsatz (»low turnover«),
- Osteoporosen mit hohem Knochenumsatz (»high turnover«),
- Osteoporosen mit besonders raschem Knochenverlust (»very high turnover/fast loser«).

Zur Unterscheidung dienen die biochemischen »Knochenmarker« im Blut und in besonderen Fällen die Knochenbiopsie. Patienten mit »high turnover« haben bei gleicher Knochendichte ein höheres Frakturrisiko.

Bei sehr stark erhöhtem Knochenabbau, zum Beispiel bei der kortisoninduzierten Osteoporose, sind wegen der erhöhten Frakturgefahr bereits im frühen Stadium kürzere Kontrollintervalle (sechs Monate) und ein medikamentöser Therapiebeginn anzuraten.

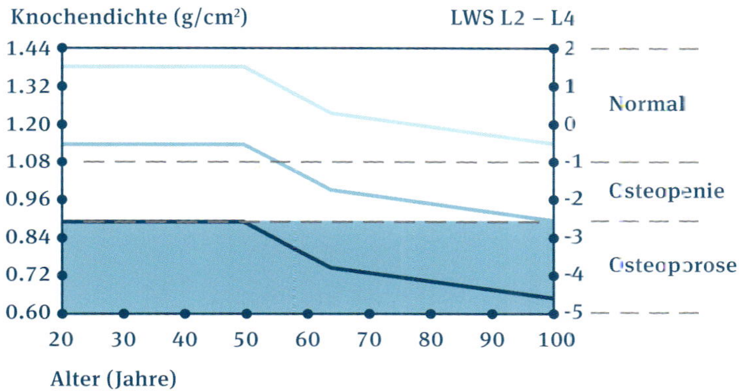

Abb. 2.5 DXA-Messung der Lendenwirbelsäule (L2–L4) mit Unterteilung der Knochendichte in Normal (T-Score größer –1), Osteopenie (T-Score kleiner/gleich –1, aber größer –2,5) und Osteoporose (T-Score kleiner/gleich –2,5). Der T-Score ist eine Standardabweichung und vergleicht den Patienten mit einem jungen Erwachsenen mit normaler Knochendichte.

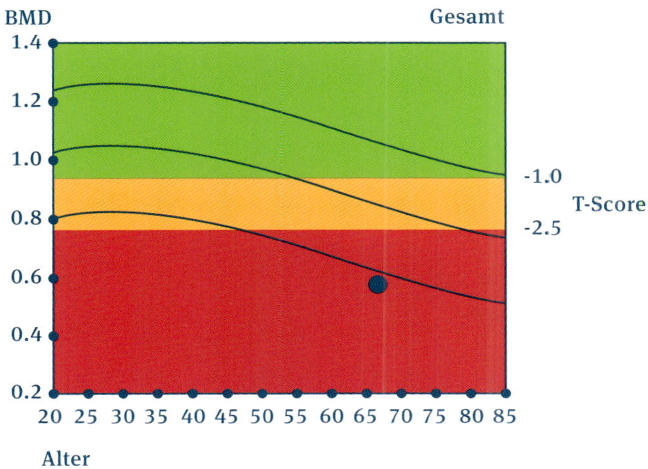

Abb. 2.6 Knochendichtemessung mittels der DXA-Methode mit messtechnisch schwerer Osteoporose einer 68-jährigen Frau. Grün = Normal, gelb = Osteopenie, rot = Osteoporose. BMD = bone mineral density = Knochendichte, T-Score vergleicht die Knochendichte der Patientin mit einem jungen Erwachsenen mit normaler Knochendichte.

Einteilung der Osteoporose nach Alter und Geschlecht

Nach Alter und Geschlecht lassen sich folgende Sonderformen der Osteoporose einteilen:

- Idiopathische juvenile Osteoporose
- Idiopathische Osteoporose junger Erwachsener
- Prämenopausale Osteoporose
- Schwangerschafts-assoziierte Osteoporose
- Postmenopausale (Typ I) Osteoporose (Abb. 2.7)
- Senile (-Typ II-) Osteoporose
- Osteoporose des Mannes

Einteilung der Osteoporose nach der Ursache

Hier geht es um die Abgrenzung primärer Fälle von sekundären Formen, die auf eine bestimmte Grundkrankheit zu beziehen sind. Unter dem Begriff der **primären oder idiopathischen Osteoporose** werden vor allem die postmenopausalen und senilen Osteoporosen zusammengefasst, obwohl hier inzwischen zahlreiche Grundkrankheiten bekannt sind. **Sekundäre Osteoporosen** umfassen nur 5 % aller Fälle von Osteoporose, verursachen aber 20 % der osteoporosebedingten Frakturen. Unterschieden werden folgende Gruppen:

- Endokrinologisch
- Hämatologisch/myelogen
- Onkologisch
- Hepatisch/gastroenterologisch/alimentär
- Nephrologisch
- Rheumatologisch/immunologisch
- Kardiologisch/pulmonologisch
- Medikamentös/toxisch
- Genetisch

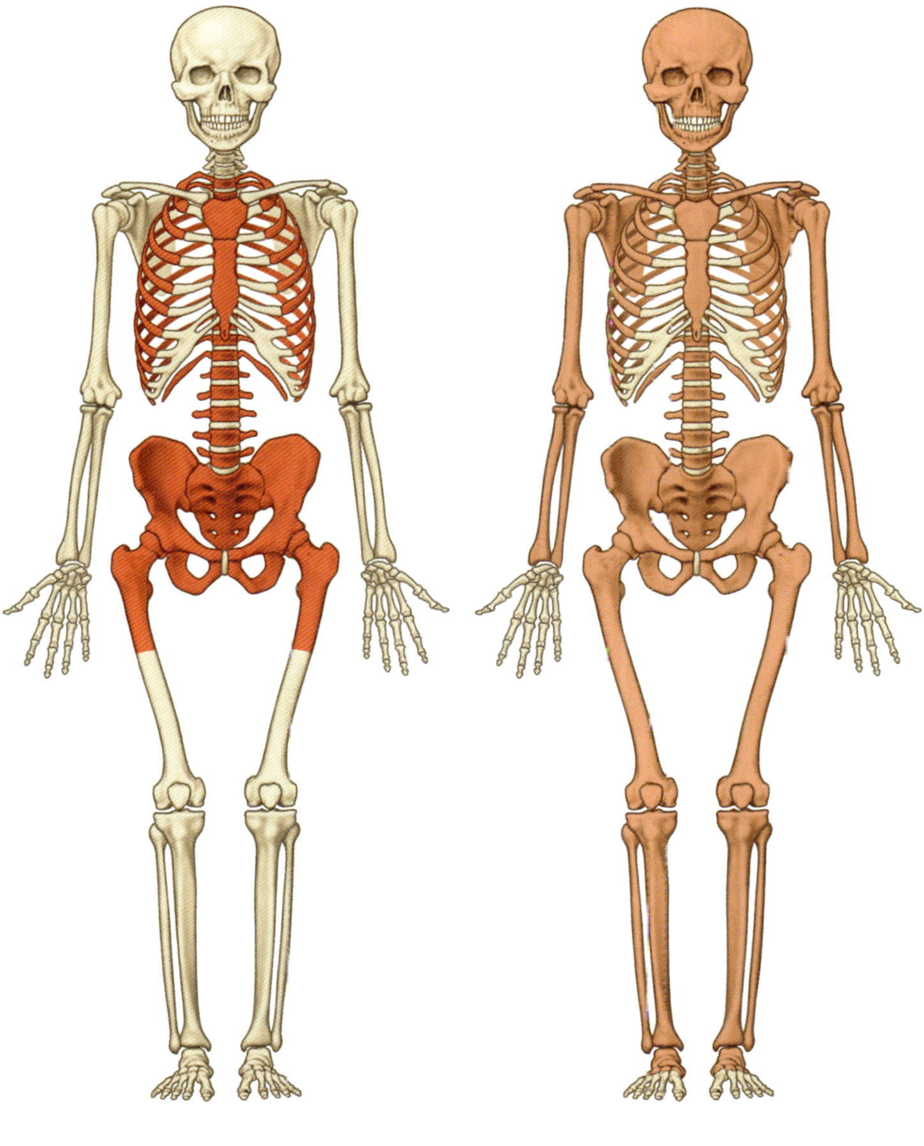

Abb. 2.7 Schema der Verteilung der prä- und postmenopausalen Osteoporose (links) und der senilen »Involutionsosteoporose« (rechts) im Skelett. Bei der prä- und postmenopausalen Osteoporose ist vor allem das Achsenskelett, bei der senilen Osteoporose das Gesamtskelett betroffen.

Einteilung der Osteoporose nach dem Schweregrad

Im klinischen Alltag ist eine Beurteilung des Krankheitsschweregrades notwendig, um die Dringlichkeit und Strategie der Behandlung festzulegen. Während bei der Osteopenie die makroskopische und mikroskopische Knochenstruktur noch gewahrt ist, kommt es bei der Krankheit Osteoporose zu einer Zerstörung der Integrität der Knochenarchitektur und somit zu einem hohen Frakturrisiko. Für eine praktische Einordnung des **Schweregrades** reicht aber die Einteilung nach der Knochendichte und dem Frakturnachweis:

- **Normaler Knochen:** Die Knochendichte weicht um weniger als 1 Standardabweichung (SD) vom Mittelwert der maximalen Knochendichte ab.
- **Osteopenie:** Die Knochendichte weicht negativ um mehr als 1 und weniger als 2,5 SD vom Mittelwert der maximalen Knochendichte ab.
- **Präklinische, messtechnische Osteoporose:** Die Knochendichte weicht negativ mehr als 2,5 SD vom Mittelwert der maximalen Knochendichte ab. Einbrüche oder Frakturen liegen noch nicht vor.
- **Manifeste, schwere Osteoporose:** Es treten gleichzeitig erste osteoporosebedingte Frakturen (Low-Trauma-Frakturen) auf.

Eine konsequente Prävention, Diagnostik und Therapie der Osteoporose erspart dem Gesundheitssystem nicht nur enorme Kosten, sondern den Patienten auch viel unnötiges Leid und Immobilität!

Osteoporose – das Wichtigste im Überblick

- Die Osteoporose ist keine »Modekrankheit«. Sie wurde schon an alten ägyptischen Mumien nachgewiesen und im Alten Testament beschrieben. (König David: »Wenn im Alter Kräfte und Knochen schwinden.«) Die Gebrüder Grimm (1786–1863) haben das Krankheitsbild der postmenopausalen Osteoporose in ihrem Märchen »Hänsel und Gretel« am Beispiel der Hexe sehr plastisch und einprägsam charakterisiert.
- Die Osteoporose ist definiert durch eine niedrige Knochendichte mit Verschlechterung der Knochenqualität (Mikroarchitektur, Knochenumbau, Knochenmaterial und Mikrofrakturen).
- Eine messtechnische Osteoporose liegt vor, wenn die DXA-Knochendichte der LWS und/oder Hüfte einen T-Score <–2,5 aufweist. Bei Vorliegen einer oder mehrerer osteoporotisch bedingter Frakturen spricht man von manifester Osteoporose.
- In Deutschland leiden etwa zehn Millionen Menschen an der Volkskrankheit Osteoporose. Sie betrifft im Laufe ihres Lebens jede 3. Frau und jeden 5. Mann.
- »Osteoporotische Frakturen« treten bei verschlechterter Knochenstruktur auf und entstehen, obwohl die eingebrachte Kraft (Trauma) nicht ausreichen würde, um gesunde Knochen zu brechen.
- Die klassischen und folgenschwersten osteoporotischen Frakturen finden sich im Axialskelett (Wirbelsäule, Hüfte, Becken).
- Viele Frakturen der Wirbelsäule verlaufen schleichend, symptomlos und unbemerkt (zum Beispiel Wirbelkörpersinterungen, Deckplatteneinbrüche).

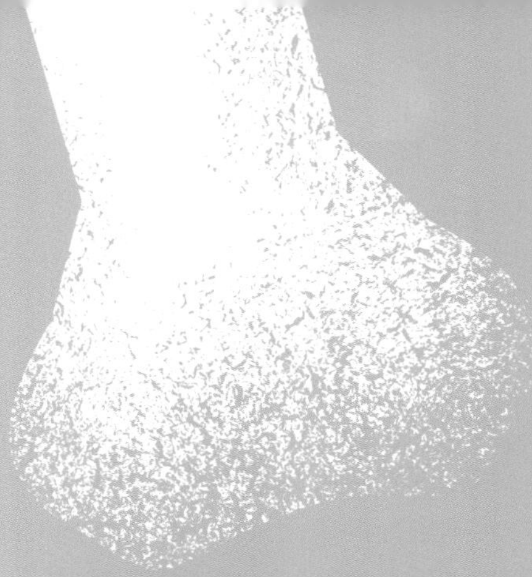

Kapitel 3

DIAGNOSE-STELLUNG

heute einfach, schnell und standardisiert

DIAGNOSESTELLUNG DER OSTEOPOROSE

Neben der Erkennung und Verhütung von Risikofaktoren ist eine frühe Diagnosestellung entscheidend für die erfolgreiche Behandlung der Osteoporose. So selbstverständlich wie wir heute eine Krebsvorsorge durchführen, so wichtig ist es, zuverlässige Informationen über die Stärke oder Schwäche unserer Knochen zu gewinnen – erst recht, wenn Risikofaktoren vorliegen.

Folgende **Schlüsselfragen** müssen vom Arzt beantwortet werden:

- Wie hoch ist die momentane Knochenmasse?
- Wie hoch ist die Knochenverlustrate?
- Liegen bereits Frakturen vor?
- Sind die Veränderungen noch reversibel?
- Besteht eine zugrunde liegende Erkrankung (sekundäre Osteoporose)?

Anamnese und körperliche Untersuchung

Beim ersten Arztbesuch zur Abklärung einer Osteoporose ist es vorteilhaft, alle Arztbriefe, Laborwerte, radiologischen Befunde und Medikamente, über die Sie verfügen, mitzubringen. So erspart sich der Arzt unnötige Untersuchungen oder Verzögerungen in der Diagnostik. Sie sollten Ihr derzeitiges Gewicht und Ihre Körpergröße wissen; dies ist für die Beurteilung der Knochendichtemessung von Bedeutung. Antworten zu folgenden **Fragen** können Sie sich bereits zu Hause überlegen und schriftlich festhalten:

- Ist in meiner engen Verwandtschaft eine Oberschenkelfraktur aufgetreten oder ist eine Osteoporose bekannt?

- Habe ich in den letzten Jahren Frakturen erlitten oder bin ich auffallend häufig gestürzt?
- Leide ich an internistischen Erkrankungen (Niere, Leber, Schilddrüse, Herz, Lunge)?
- Muss ich langfristig Kortikosteroide (zum Beispiel Prednison) als Tabletten einnehmen?
- Rauche ich oder trinke ich übermäßig Alkohol?
- Habe oder hatte ich eine Essstörung (Anorexia nervosa)?
- Bei Frauen: Liegt oder lag eine normale Regelblutung vor?
- Habe ich ausreichend Bewegung?
- Habe ich in letzter Zeit auffallende schmerzhafte Rückenbeschwerden?
- Habe ich in den letzten Jahren einen Rundrücken entwickelt?

Nach der Besprechung der **Krankengeschichte** (Familienanamnese und eigene Anamnese) wird der Arzt eine **körperliche Untersuchung** durchführen. Besonderes Augenmerk sollte er auf die Abklärung folgender Punkte legen (Abb. 3.1):

- Abnahme der Körpergröße um mehr als 4 cm und/oder Rundrücken
- Niedriges Körpergewicht (BMI kleiner 22)
- Erhöhter Puls und Blutdruck (Hyperthyreose?)
- Vergrößerte Schilddrüse
- Zahnverlust und Kieferprobleme
- Rückenschmerzen, Beweglichkeit der Wirbelsäule
- Muskeltonus und Muskelverspannungen
- Charakteristische Hautfalten vom Rücken zu den Flanken (Tannenbaumphänomen)
- Vorwölbung des Bauches (Osteoporosebäuchlein) und verkürzter Abstand des Rippenbogens zum Beckenkamm bei Sinterung der Wirbelkörper, das heißt die Grund- und Deckenplatten der Wirbelkörper brechen langsam ein; die Arme sind im Vergleich zum Oberkörper zu lang.
- Rundrücken und andere Abweichungen der Wirbelsäulenkurvatur
- Beim Mann: Größe der Hoden

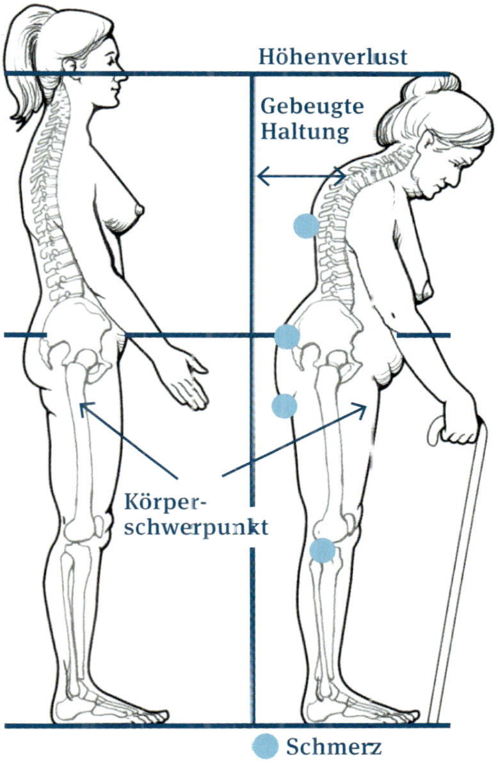

Abb. 3.1 Typische Veränderungen der Körperhaltung und Körpergröße bei der Entwicklung einer manifesten Osteoporose

- Bei der Frau: gynäkologische Untersuchung der Brust und des Beckens
- Zeichen einer sekundären Osteoporose (zum Beispiel blaue Verfärbung der Lederhaut der Augen, Zahnanomalien, Hautveränderungen).

Außer Osteoporose gibt es noch andere Ursachen für eine Abnahme der Körpergröße:

- Schlechte Körperhaltung
- Schlaffe Muskulatur
- Bandscheibenschäden

Zugrunde liegende Erkrankungen bei Patienten mit niedriger Knochendichte und spezifischen Symptomen:

Symptome/Zeichen	Mögliche Erkrankungen
Gewichtsverlust, Diarrhoe	Thyreotoxikose, Malabsorption, M. Crohn
Gewichtsverlust, Anämie, Zytopenien	Anorexia nervosa
Gewichtsverlust, Adipositas, Hirsutismus	Cushing-Syndrom
Muskelschwäche	Cushing-Syndrom, Vitamin-D-Mangel
Knochenschmerz	Osteomalazie, Hyperparathyreoidismus, Fraktur, M. Paget, Multiples Myelom, Knochenmetastasen
Zahnverlust	Hypophosphatasie
Dislokation der Augenlinse und von Gelenken	Bindegewebsanomalien, Marfan-Syndrom
Hautpigmentierung, Juckreiz	Systemische Mastozytose
Striae	Cushing-Syndrom
Nierensteine	Hyperkalziurie, primärer HPT
Blaue Skleren, Schwerhörigkeit, Zahnanomalien	Osteogenesis imperfecta (OI)

Auch mit einer noch so ausführlichen Krankengeschichte und Untersuchung kann der Arzt eine Osteoporose nicht diagnostizieren, sondern nur das Risiko dafür einschätzen. Eine Osteoporose entwickelt sich meist schleichend und schmerzfrei. Erst eine Komplikation – etwa ein Knochenbruch – macht die Erkrankung durch Schmerzen oder eingeschränkte Beweglichkeit bemerkbar und somit manifest. In diesem

Stadium der Knochenbrüchigkeit ist der Knochenschwund aber schon massiv fortgeschritten.

Krankenanamnese, körperliche Untersuchung und DXA-Knochendichtemessung sind die diagnostische Basis für eine erfolgreiche Prävention und Therapie der Osteoporose.

Die entscheidende Frage bei Rückenschmerzen ist, ob ein Wirbelkörperbruch, ein Bandscheibenschaden, eine Abnutzung der Gelenke (Arthritis) oder eine entzündliche Reaktion (Knochenmarködem) zugrunde liegt. Zur Klärung dienen folgende Fragen:

- Ort des Schmerzes, Ausstrahlung
- Beginn und Dauer des Schmerzes (akut versus chronisch)
- Intensität und Charakter des Schmerzes
- Auslöser und Beeinflussbarkeit des Schmerzes
- Schmerz bei Bewegung oder auch in Ruhe
- Einschränkung der Beweglichkeit

Röntgen und andere bildgebende Verfahren

Röntgenaufnahmen der Wirbelsäule dienen zum Nachweis von Wirbelkörperfrakturen (Abb. 3.2), nicht zur Beurteilung der Knochendichte, denn Röntgenbilder zeigen Verluste an Knochensubstanz erst, wenn bereits 30–40 % verloren gegangen sind. Für eine Frühdiagnose sind sie daher

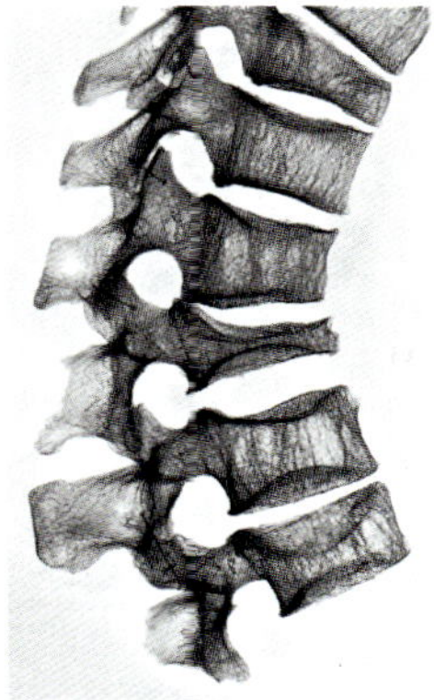

Abb. 3.2
Osteoporotische Kyphose mit Keil- und Plattwirbel der Brustwirbelsäule und Fischwirbel der Lendenwirbelsäule. Beachten Sie die Rarefizierung mit Hypertrophie der vertikalen Knochenbälkchen.

nicht geeignet. Sie sind aber sehr wertvoll, wenn es darum geht, bereits abgelaufene stumme Frakturen zu entdecken. Mit dem Nachweis einer Wirbelfraktur kann sofort eine medikamentöse Therapie eingeleitet werden, da das Risiko für weitere Frakturen auch im Bereich anderer Skelettregionen massiv ansteigt.

Die wichtigsten Formen von osteoporosebedingten *Wirbelkörperdeformierungen* sind:

- Fischwirbel,
- Keilwirbel und
- Plattwirbel.

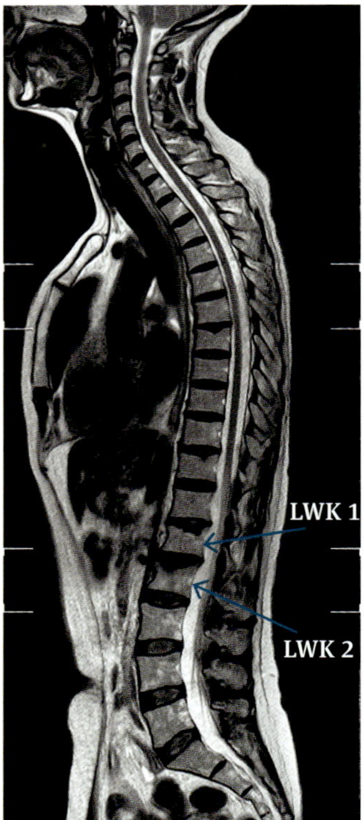

Eine auffällige Rahmenstruktur der Wirbelkörper entspricht dem generellen Schwund der Spongiosa bei einer erhaltenen Knochenschale. Eine zusätzlich senkrechte Betonung der Spongiosa lässt den frühen Verlust horizontal verlaufender Knochenbälkchen gut erkennen. Übrig bleibt die am stärksten belastete vertikale Bälkchenarchitektur (tragende Säulen). Ein weiteres nützliches Kriterium ist die Verbreiterung (»Ballonierung«) der Bandscheibenräume; sie ist Ausdruck des beginnenden Einbruchs der Grund- und Deckplatten.

Vor allem bei der Abklärung sekundärer Osteoporosen und unklaren Rückenschmerzen sind konventionelle Röntgenbilder der Wirbelsäule unentbehrlich.

Abb. 3.3 Darstellung der gesamten seitlichen Wirbelsäule im offenen MRT-Gerät mit Nachweis von Einbrüchen der Lendenwirbelkörper LWK 1 und LWK 2

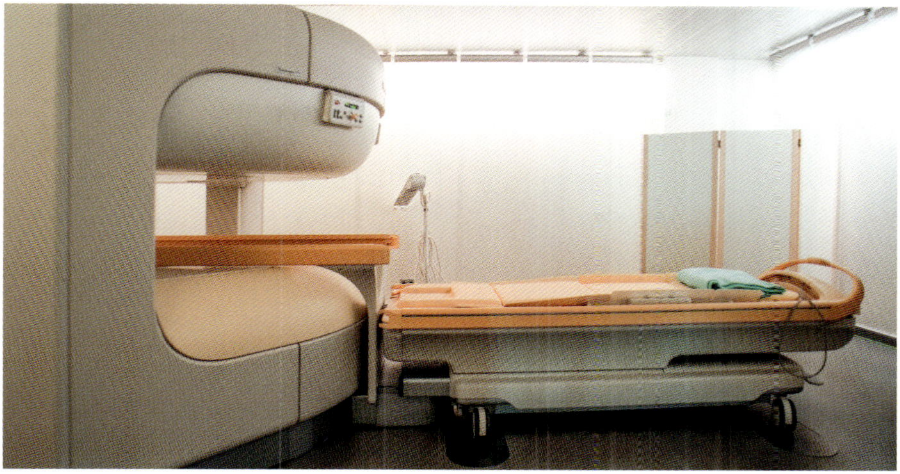

Abb. 3.4 Modernes offenes MRT-Gerät mit hoher Auflösung

Optimalerweise kann zur genauen Beurteilung des Alters einer Wirbelfraktur, der Bandscheiben, Weichteile, maligner Infiltrationen und Entzündungsreaktionen (Knochenmarködem!) eine **Magnetresonanztomograpie (MRT)** durchgeführt werden, die jedoch teurer ist als ein Röntgenbild (Abb. 3.3 und 3.4). Eine zusätzliche **Computertomographie (CT)** lässt die Knochenstruktur, feine Frakturlinien und degenerative Verkalkungen im Bereich der Wirbel erkennen.

»Screening-Test« versus »Diagnose-Test«

Vor einer detaillierten Beschreibung der Knochendichtemessung sollte der Unterschied zwischen »Screening« und »Diagnosestellung« verdeutlicht werden.

Screening wird bei einer Person durchgeführt, die möglicherweise Risikofaktoren, aber noch keine Symptome oder Anzeichen einer Erkrankung aufweist. Wenn der Test pathologisch ausfällt, dann deckt er ein bisher unerwartetes und unbekanntes Gesundheitsproblem auf. Screening-Tests sind zwar etwas ungenauer, dafür aber preiswerter als die Diagnostik einer Osteoporose. Ein Screening sollte mindestens ein

Mal im Leben durchgeführt und bei auffallenden Befunden jährlich kontrolliert werden. Als Methode wird weltweit die DXA-Methode der Lendenwirbelsäule (LWS) und der Hüfte empfohlen, die preisgünstig, strahlenarm und zuverlässig ist. Sie wird später noch genau vorgestellt. Vor allem in der Gynäkologie wird die Ultraschallmessung an der Ferse als Screening-Test angeboten.

Für folgende Personengruppen ist ein Osteoporose-Screening sinnvoll:

- jede Person mit Risikofaktoren, unabhängig von Alter und Geschlecht,
- jede Frau, spätestens ab dem 50. Lebensjahr,
- jeden Mann, spätestens ab dem 60. Lebensjahr.

Diagnostik hingegen wird bei Personen mit spezifischen Anzeichen und Symptomen durchgeführt, um eine bestimmte Krankheit sicher nachzuweisen und andere Krankheiten mit ähnlichen Symptomen auszuschließen (Differenzialdiagnose). Diagnostische Tests sind in der Regel präziser, aber auch aufwendiger, eingreifender und teurer als »Screening-Tests«. Der Diagnosestellung folgt in der Regel eine differenzierte und an die Diagnose angepasste Therapie.

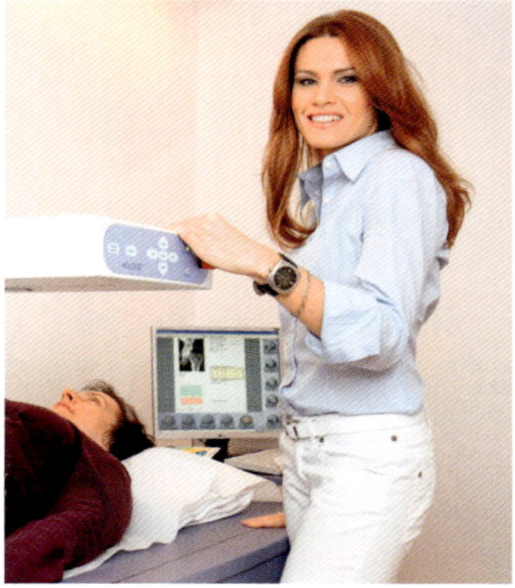

DXA-Knochendichtemessung und andere Techniken

Die **DXA-Methode (Dual Energy X-ray Absorptiometry)**, auch DEXA genannt, ist heute die populärste und ausgereifteste Messmethode für die Knochendichte, quasi der Goldstandard (Abb. 3.5). Sie wird in Deutsch-

Abb. 3.5 DXA-Messgerät (Hologic) in unserem Osteoporosezentrum mit einer Mitarbeiterin bei der Einstellung der Messstelle »linke Hüfte« und folgender Analyse im Computer

land flächendeckend angeboten, überwiegend von interessierten Orthopäden, Internisten, Osteologen und Radiologen – in Praxen wie in Kliniken. Ihr Hausarzt informiert Sie gerne über das nächstgelegene Gerät. Die Messung kostet etwa 30 bis 50 Euro. Derzeit werden die Kosten von der Krankenkasse nur dann übernommen, wenn bereits Frakturen vorliegen – welch Anachronismus und vorsorgefeindliches, unwirtschaftliches Denken!

> Die DXA-Messmethode ist weltweit der Goldstandard der Knochendichtemessung. In allen großen klinischen Studien wurde sie zur Diagnosestellung eingesetzt.

Was geschieht bei der Messung? Zwei Energiestrahlen unterschiedlicher Intensität werden durch das Skelett hindurchgeschickt. Aus der Menge der Strahlung, die durch den Knochen gelangt, kann der Mineralgehalt des Knochens errechnet werden. Gemessen wird üblicherweise die Lendenwirbelsäule von vorne und eine oder beide Hüften.

> Die gleichzeitige Messung der LWS und Hüfte erhöht die Zuverlässigkeit der Messung und verschafft einen besseren Überblick über das Gesamtskelett.

Messtechnische Definition der Osteoporose nach den Kriterien der WHO: T-Score-Klassifikation der mittels DXA-Methode gemessenen Knochendichte der Frau.

T-Score	Definition
T kleiner/gleich –2,5	Osteoporose
T kleiner/gleich –1, aber größer als –2,5	Osteopenie
T größer –1	normal

Der T-Score ist eine Standardabweichung und vergleicht den Patienten mit einem jungen Erwachsenen mit einer normalen mittleren Knochendichte.

Entscheidende **Vorteile** dieser Methode sind:

- **Sie ist die einzige von der WHO, der ESCEO und dem DVO anerkannte Standardmethode zur Definition der Osteoporose und zur Stellung der Therapieindikation.**
- Sie ist nicht invasiv und stellt keine Belastung für den Patienten dar. Er muss nicht einmal die Schuhe ausziehen.
- Sie ist schnell (wenige Minuten) durchzuführen.
- Sie ist preiswert: Die Messung der Lendenwirbelsäule und der Hüfte kostet etwa 30 bis 50 Euro.
- Sie hat eine sehr geringe Strahlenbelastung (nur 1/10 bis 1/100 einer normalen Röntgenaufnahme).
- Sie misst die für die Osteoporose empfindlichsten und frakturgefährdetsten Skelettareale (Lendenwirbelsäule L1–L4 und Hüfte (gesamter proximaler Oberschenkel und Oberschenkelhals).
- Sie misst sehr genau und ist daher ideal für Kontrollmessungen (Präzision 1–3 %).
- Bei seitlicher Lagerung kann die gesamte Wirbelsäule abgebildet und es können klinisch stumme Wirbelkörperfrakturen erkannt werden.
- Neben der Knochendichtebestimmung sind auch die Menge (Body-Mass-Index, BMI) und die Verteilung des Fettgewebes bestimmbar – ein bedeutender kardiovaskulärer Risikofaktor.

Die Werte der Knochendichte werden für die Lendenwirbelkörper 1 bis 4 jeweils einzeln und in Kombinationen ausgedruckt. Somit können einzelne defekte Wirbel bei der Berechnung ausgeschlossen werden. Eine lange Liste von Faktoren, die mit Dichteänderungen in der Wirbelsäule oder im benachbarten Weichteilmantel einhergehen, können die Messergebnisse verfälschen und müssen in der Auswertung berücksichtigt werden. In ausgeprägten Fällen muss auf die Messung der Lendenwirbelsäule ganz verzichtet werden; es darf dann nur die Hüfte herangezogen werden. Auch innerhalb der Hüfte kann es große Dichteunterschiede geben, sodass bei Kontrollmessungen stets nur die gleichen Areale verglichen werden dürfen.

Der einzige **Nachteil** der DXA-Messung ist die nicht weiter differenzierbare Messung des jeweiligen Skelettareals. Manchmal ist nicht genau zu erkennen, ob auch Kalkstrukturen (Aortenkalk [Abb. 3.6], verkalkte Lymphknoten oder Muskelanteile, Arthrosekalk) oder andere absorbierende Substanzen (Metall-Kleiderverschlüsse, Gürtel mit Metallschnallen, Nieten in Jeans, röntgendichte Kontrastmittel, Kalziumtabletten, Operationsschrauben, Metallschienen, Knochenzement) in die Messung mit eingehen. Diese »Fallstricke« werden durch eine kritische Beurteilung des gemessenen Areals im Ausdruck oder durch eine vorausgehende Röntgenaufnahme vermieden.

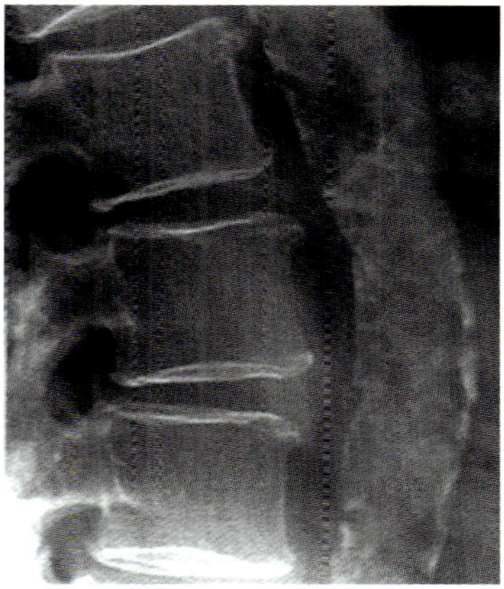

Abb. 3.6 Röntgenbild der LWS seitlich mit massiver Verkalkung der Aorta (rechts), mit der Folge falsch hochnormaler Knochendichte in der DXA-Messung

Achten Sie auf die vielfältigen Fallstricke bei der Knochendichtemessung. Im Zweifel hilft ein Röntgenbild der Lendenwirbelsäule oder Hüfte weiter.

Andere Methoden zur Knochendichtemessung?

Die **quantitative Computertomographie (QCT)** erlaubt die Beurteilung und die Unterscheidung des trabekulären vom spongiösen Knochen. Diese Methode dauert ungefähr 20 Minuten und setzt den Körper einer höheren Strahlenbelastung aus als die DXA-Untersuchung. Daher ist sie für häufige Kontrollmessungen nicht so geeignet. Messungen im Hüftbereich sind mit den üblichen Geräten nicht möglich. Die gemessenen Werte können und dürfen nicht als T-Score angegeben werden, sondern werden als Masse an Hydroxylapatit (HA = Mineralien des Knochens) pro Volumeneinheit berechnet:

- Normal: >120 HA/cm^3
- Osteopenie: 80–120 HA/cm^3
- Osteoporose: <80 HA/cm^3

> Es muss nochmals betont werden, dass die T-Werte der QCT-Methode bezüglich der Risikoabschätzung nicht auf die T-Werte der DXA-Messung übertragbar sind! **Bei der QCT-Messung werden keine T- und Z-Scores ermittelt.** Für die messtechnische Diagnosestellung einer Osteoporose wird weltweit nur die DXA-Methode empfohlen.

Gegenüber der DXA-Methode misst die QCT-Methode in der Regel um mehr als eine Standardabweichung (SD) niedriger. Zur Verlaufskontrolle ist die QCT mit einer Reproduzierbarkeit von <5 % weniger gut geeignet.

Spezielle kleine CT-Geräte messen in der Peripherie an den Unterarmen, Fingern, Unterschenkeln und an den Handgelenken **(pQCT).** Diese peripheren Messergebnisse dürfen aber nicht unkritisch auf das Gesamtskelett übertragen werden. Sie ermöglichen eine dreidimensionale Darstellung der Knochenstruktur im gemessenen Bereich, erlauben aber nicht die Diagnosestellung einer Osteoporose und erst recht nicht die Indikationsstellung zur Therapie. Sie geben nur eine – wenn auch genaue – Aussage über das gemessene Areal. Wir beobachten aber viele achsenskelettbetonte Osteoporosen, bei denen die Messungen am Unterarm in keiner Weise mit dem Knochenschwund an Wirbelsäule oder Hüfte korrelieren.

Die **quantitative Ultraschallmessung (Quantitative Ultrasound, QUS)** wird bei vielen Erkrankungen bereits mit Erfolg durchgeführt. Im Vergleich zu den Röntgenstrahlen verhalten sich die Ultraschallwellen völlig anders und komplexer im Knochengewebe: Es werden nicht nur die Absorption, sondern auch die Geschwindigkeit und die Reflexion der Schallwellen im Knochen und auf der Knochenoberfläche gemessen.

Wegen ihrer einfachen Anwendung und der fehlenden Röntgenstrahlung hat sie sich heute als Screening-Methode durchgesetzt, kann aber die DXA-Messung im Bereich der Wirbelsäule und Hüfte noch nicht ersetzen.

Areale im Skelett zur Knochendichtemessung

Grundsätzlich gilt: Eine Knochendichtemessung liefert stets nur Informationen über die jeweils untersuchte Region. Denn eine Osteoporose kann sich in verschiedenen Bereichen des Skeletts ganz unterschiedlich ausprägen. Am frühesten und stärksten betroffen sind in der Regel Skelettareale mit einem hohen Anteil an spongiösem Knochen, also vor allem die Wirbelkörper und später die Hüfte mit ihrem höheren Kompaktaanteil. Dort ereignen sich die folgenschwersten Frakturen. Wir messen also immer die Lendenwirbelsäule und die Hüfte nach einem genauen Schema.

Wirbelsäule: An der Wirbelsäule werden vier Lendenwirbelkörper einzeln und gesamt gemessen. Eingebrochene oder degenerativ stark veränderte Wirbelkörper werden ausgespart. Es müssen aber mindestens zwei Wirbelkörper auswertbar sein.

Hüfte: Die Messorte der Hüfte setzen sich aus vier Regionen zusammen. Genaueres dazu finden Sie im Anhang bei den Erklärungen der Fachbegriffe:

- Oberschenkelhals
- Trochanterregion
- Intertrochanterregion
- Ward-Dreieck

Für die Risikobeurteilung werden die **T-Scores** der Gesamtfemurregion (»total hip«) und des Oberschenkelhalses herangezogen. Für die Diagnose der Osteoporose ist die Messung einer Hüfte ausreichend. Werden Kontrollmessungen durchgeführt, so müssen diese Regionen wieder exakt gleich eingestellt werden.

Achten Sie auf die vielfältigen Fallstricke bei der Knochendichtemessung.

Ferse: Die Messung der Ferse (Kalkaneus) bietet sich wegen des Spongiosareichtums und der guten Zugänglichkeit an. Das Problem dieses Messorts liegt in der unterschiedlichen Knochendichteverteilung, sodass für Kontrollmessungen die exakt gleiche Stelle gemessen werden muss. Bei der DXA-Methode an der Ferse entsteht dieses Problem nicht, da die gesamte Ferse gemessen und das Messareal genau abgebildet wird.

Speiche (Radius): Die Speiche ist traditionell der Messort, der am häufigsten untersucht wurde. Da der Anteil von spongiösem und kortikalem Knochen je nach Messort variiert und softwareabhängige Unterschiede bestehen, ist die Aussagekraft dieser Untersuchung begrenzt.

Finger: Häufig kommen besorgte Frauen in die Ambulanz, die eine Messung der Finger (Phalangen) vorlegen, mit der Diagnose einer »schweren Osteoporose mit sehr hohem Frakturrisiko«. Eine daraufhin durchgeführte DXA-Messung der Lendenwirbelsäule und Hüfte ergibt zum Erstaunen des Patienten manchmal normale Knochenwerte. Umgekehrt können normale Dichtewerte in den Fingern und trotzdem eine schwere Osteoporose im Achsenskelett gefunden werden. Dabei handelt es sich nicht um widersprüchliche oder falsche Werte, sondern um unterschiedliche Dichtewerte in verschiedenen Skelettbereichen.

Die Diagnose einer generalisierten Osteoporose darf niemals mit einem einzelnen peripheren Messwert gestellt werden! DXA-Messungen zur Therapiekontrolle müssen immer an derselben Stelle und mit demselben Messgerät sowie in der Regel in jährlichen Abständen durchgeführt werden.

Untersuchungen des **Gesamtkörpers** zur Bestimmung der Gesamtknochenmasse werden bisher nur in Studien durchgeführt.

Die DXA-Knochendichtemessung ist derzeit die einzige Methode, um den Langzeiteffekt einer Osteoporosetherapie zuverlässig zu belegen.

Neben der Beurteilung der Wahrscheinlichkeit von Knochenbrüchen ist sie ein wichtiger und preiswerter Parameter bei der Therapiekontrolle. Jährliche Messungen des Therapieerfolgs erhöhen die Einnahmetreue der Patienten. Signifikante Zunahmen der Knochendichte unter einer Bisphosphonattherapie können an der Wirbelsäule bereits nach drei Monaten und an der Hüfte nach einem Jahr gemessen werden. Bei Patienten mit hohem Risiko (zum Beispiel durch eine Glukokortikoidtherapie, also der Behandlung mit Kortison) oder mit einem erhöhten Knochenschwund sind halbjährliche Kontrollen empfehlenswert.

Was bedeutet »T-Score« und »Z-Score«?

Die WHO hat diagnostische Kriterien festgelegt, die die Dichtewerte der gemessenen Person mit denen eines normalen jungen Erwachsenen (maximale Knochendichte) vergleichen. Dieser Vergleich beruht auf der Standardabweichung (SD) von der maximalen Knochendichte; ein statistischer Wert, der besagt, wie viel eine Person über oder unter

»normal« liegt. Dieser Wert wird von Experten auch als **»T-Score«** bezeichnet. Im Allgemeinen entspricht eine 10–15 %ige Zu- oder Abnahme der Knochendichte gegenüber einem normalen jungen Erwachsenen ungefähr einer Standardabweichung (SD).

»T-SCORE« – DER ENTSCHEIDENDE WERT ZUR BEURTEILUNG DES FRAKTURRISIKOS!

Der »T-Score« vergleicht den Patienten mit gesunden 20–30-jährigen Erwachsenen.
Der »Z-Score« vergleicht den Patienten mit Normalpersonen im gleichen Alter und Geschlecht.

Als Faustregel gilt, dass jede Standardabweichung unterhalb der maximalen Knochendichte das Frakturrisiko verdoppelt. So hat ein Patient mit einem T-Score von –2,0 SD zum Beispiel das vierfache Frakturrisiko gegenüber einer Normalperson. Experten der WHO haben festgelegt, dass eine Knochendichte, die mehr als 2,5 SD (ungefähr 20–35 %) unter dem Normalwert eines jungen Erwachsenen liegt (im Befundblatt ausgedrückt als –2,5 SD), die Diagnose einer »therapiebedürftigen Osteoporose« verlangt. Dies bedeutet, dass eine Osteoporose diagnostiziert werden kann, bevor eine Fraktur vorliegt. Sind zusätzlich bereits Frakturen bekannt, so spricht man von »schwerer, manifester Osteoporose«. Dichtewerte zwischen 1 und 2,5 SD unterhalb der Norm (ausgedrückt als –1 und –2,5 SD) werden als Osteopenie bezeichnet.

Osteopenie bedeutet eine verminderte Knochendichte, aber noch keine Zerstörung der Knochenarchitektur und keine klinischen Anzeichen. Diese Personen sind nicht krank, sollten aber Schritte einleiten, um einen weiteren Knochenschwund zu verhindern. Der T-Score legt die Diagnose fest. Ein anderer Score, der Z-Score, erlaubt den Vergleich mit Normalpersonen im gleichen Alter und mit gleichem Geschlecht. Der Z-Score fällt bei Erwachsenen immer »besser« (niedriger Wert) aus als der T-Score. Die gemessene Knochendichte ist nur eine Momentaufnahme und gibt keine Auskunft darüber, ob der Patient in den letzten Jahren an einem raschen Knochenschwund litt oder ob er möglicherweise die maximale Knochendichte nie erreicht hat. Erst Parameter des Knochenumbaus, die im Blut gemessen werden können, erlauben eine Aussage über die Dynamik des Knochenstoffwechsels (Knochenmarker).

Kontrollen der Knochendichtemessung

Bei normalen Knochendichtewerten ist eine Kontrolle erst nach etwa zwei bis drei Jahren sinnvoll, vorausgesetzt dass in der Zwischenzeit keine knochenschwächenden Erkrankungen oder Medikamente zu verzeichnen sind. Bei Osteopenie sind eine klinische und serologische Abklärung und eine DXA-Kontrolle alle zwei Jahre sinnvoll. Ist in der DXA-Messung allerdings eine Osteoporose der Lendenwirbelsäule und/oder Hüfte nachzuweisen, muss eine Diagnostik folgen und eine medikamentöse Therapie eingeleitet werden. Jährliche Kontrollen haben sich bei uns bewährt, um die Einhaltung der Therapie anzumahnen oder bei Erfolg die medikamentöse Therapie frühzeitig wieder einstellen zu können (Abb. 3.7).

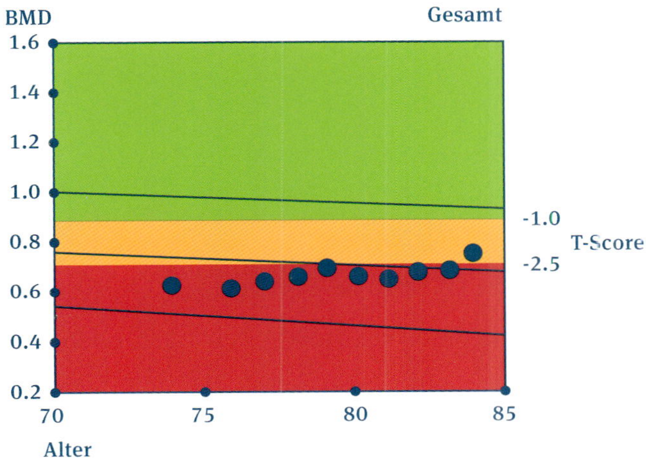

Abb. 3.7 Verlaufskontrollen der Knochendichte eines Osteoporosepatienten unter medikamentöser Therapie: kurzfristiger Abfall der Knochendichte in der Mitte im Rahmen einer Medikamentenpause (»drug holiday«)

> Da die DXA-Messung nur eine sehr geringe Strahlenbelastung verursacht, eignet sie sich besonders gut für jährliche Kontrollen, um den Therapieerfolg beurteilen zu können!

DXA-Messung und Frakturrisiko

Bei normalen Werten (T-Score größer −1,0) leiden Sie nicht an erhöhtem Frakturrisiko. Das bedeutet aber nicht, dass bei Ihnen keine Fraktur auftreten könnte. Bei Vorliegen einer Osteopenie (T-Score −1,0 bis −2,5) haben Sie gegenüber einer Normalperson ein 4-fach höheres Risiko, eine Fraktur zu erleiden. Natürlich spielen dabei auch viele klinische Faktoren eine Rolle. Beim Nachweis einer messtechnischen Osteoporose (T-Score kleiner −2,5) haben sie ein 8-faches Frakturrisiko. Sind Sie zusätzlich älter als 50 Jahre, liegt die Wahrscheinlichkeit, dass sie eine osteoporosebedingte Fraktur erleiden, bei 50 %.

Die messtechnische Diagnose Osteopenie ist noch lange keine Krankheit, sondern beschreibt nur eine verminderte Knochendichte und ein entsprechend erhöhtes Frakturrisiko. Diese Form des Knochenschwunds kann aber noch vollständig rückgängig gemacht werden. Sie rechtfertigt noch keine medikamentöse Therapie, erfordert allerdings eine Strategie für die Verbesserung der Knochenbilanz, die vom Patienten umgesetzt werden muss:

- Kalziumreiche Kost und Vitamin-D-Zufuhr
- Gymnastikprogramm und körperliche Aktivität
- Rauchen einstellen!
- Überprüfung von knochenschädigenden Medikamenten

Der Erfolg dieser Anstrengungen wird in zweijährigen Abständen mit DXA-Messungen überprüft.

Laboruntersuchungen

Bei der primären Osteoporose liegen die üblichen Labortests in Blut und Urin im Normbereich. Die Laborwerte sind daher vor allem für die Abklärung sekundärer Osteoporosen wichtig. Folgende Laborwerte sollten bei Verdacht auf Osteoporose regelmäßig untersucht werden:

- Blutkörperchensenkung
- Kleines Blutbild
- Kalzium und Phosphat (Serum)
- Alkalische Phosphatase (Serum)
- Glukose (Serum)
- Transaminasen und Gamma-GT (Serum)
- Kreatinin (Serum)

Nur bei entsprechender Indikation werden zusätzlich folgende Serumtests durchgeführt:

- T3, T4 und TSH
- Östrogen und/oder Testosteron
- Vitamin-D-Metabolite (1,25-Hydroxy-Vitamin-D und Calcitriol)
- Parathormon
- Elektrophorese und Immunelektrophorese

Ist die Osteoporose diagnostiziert, muss mithilfe von Anamnese, körperlicher Untersuchung und Blutuntersuchung immer eine Ursache (»sekundäre Osteoporose«) abgeklärt werden.

Knochenumbaumarker

Die Knochendichtemessung erlaubt die Diagnose der Osteoporose, ist aber nur eine statische Momentaufnahme der aktuellen Knochenmasse und ermöglicht keine Beurteilung des Knochenumbaus. Wird alter Knochen abgebaut und neuer Knochen gebildet, entstehen Ab- und Anbauprodukte, die in das Blut und schließlich in den Urin abgegeben werden, sogenannte **Knochenmarker**. Heute gibt es Blut- und Urintests, um diese Produkte nachzuweisen und Aussagen über die Geschwindigkeit des Knochenumbaus zu treffen: insbesondere die Unterscheidung von High- und Low-turnover-Osteoporosen. Damit können vor allem die richtige Medikamenteneinnahme und das Ansprechen der Therapie rasch beurteilt werden. Doch diese Tests erlauben keine Diagnose einer Osteoporose und können die Knochendichtemessung daher nicht ersetzen.

Parameter der Knochenneubildung sind vor allem die alkalische Knochenphosphatase, das Osteocalcin und das Osteonectin. Osteocalcin wird von den Osteoblasten produziert.

Als **Parameter des Knochenabbaus** dienen vor allem Kollagenbausteine und Kollagen-Quervernetzungsprodukte (Cross-Links, unterteilt in CTX oder NTX), die in das Blut freigesetzt und mit dem Urin ausgeschieden werden. Praktisch verwendet werden Desoxypyridinolin und Cross-Link-Telopeptide des Typ-I-Kollagens. Diese Parameter eignen sich vor allem zur schnellen Beurteilung der richtigen Medikamenteneinnahme und des Therapieerfolges unter Bisphosphonaten und/oder einer Hormonsubstitution. Eine Abnahme um mehr als 30 % gegenüber dem Ausgangswert gilt als Ansprechen (Response) auf eine antiresorptive Therapie.

Knochenbiopsie

Um kein Missverständnis aufkommen zu lassen: Die Diagnosestellung einer Osteoporose ist Domäne der Klinik und der DXA-Knochendichtemessung. Trotzdem wird der Wert einer Knochenbiopsie bei der Abklärung von Knochenkrankheiten derzeit unterschätzt. Die Gewinnung von Knochen- und Knochenmarkbiopsien ist heute durch den Einsatz der **»Jamshidi-Nadel«** einfach und komplikationslos. Zudem kann die Entnahme einer Knochenbiopsie mit der Jamshidi-Nadel ambulant durchgeführt werden. Histologisch abgeklärt werden muss vor allem der Verdacht auf eine Mineralisationsstörung (Osteomalazie, Rachitis) oder einen Tumor mit Skelettbefall (Mammakarzinom, Plasmozytom).

> Ein niedriger DXA-Wert muss nicht immer Osteoporose sein! Nicht selten wird Patienten mit einer Osteomalazie (Vitamin-D-Mangelkrankheit) oder einem Multiplen Myelom irrtümlich eine »Osteoporose« diagnostiziert und sie werden jahrelang falsch therapiert!

Diagnosestellung – das Wichtigste im Überblick

- Anamnese und körperliche Untersuchung sind wie bei allen anderen Erkrankungen der Schlüssel zu einer rationalen, effektiven und kostenbewussten Diagnostik.
- Eine ausführliche Anamnese gibt wertvolle Hinweise auf eine sekundäre Osteoporose. Begleitkrankheiten, Medikamente und Lebensstil müssen abgefragt werden.
- Eine Abnahme der Körpergröße >4 cm erhöht den Verdacht auf abgelaufene Wirbelkörperfrakturen und muss mittels Bildgebung abgeklärt werden.
- Laborwerte sind vor allem zur Abklärung einer sekundären Osteoporose nötig.
- Knochenumbaumarker sind eine wertvolle Ergänzung zur Knochendichtemessung und reflektieren die Progressivität einer Osteoporose.
- Die Entnahme der Knochen(mark)biopsie erfolgt heute unproblematisch am hinteren Beckenkamm mittels Jamshidi-Nadel.

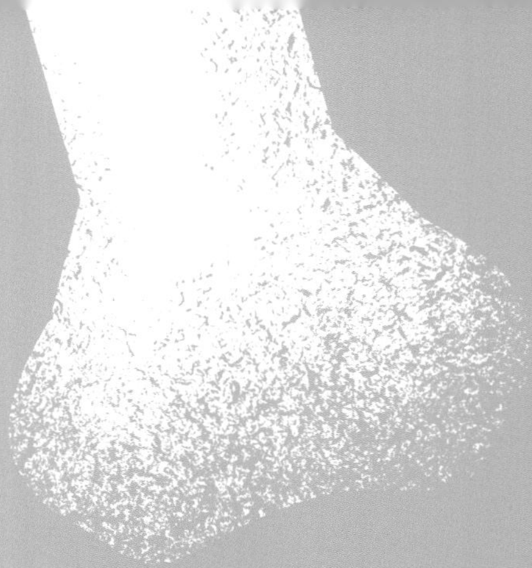

Kapitel 4

RISIKEN

frühzeitig erkennen und abstellen

RISIKOFAKTOREN DER OSTEOPOROSE

Noch vor wenigen Jahren wurde die Diagnose Osteoporose erst gestellt, wenn sich der Patient mit einer schmerzhaften Fraktur vorstellte. Heute leben wir gesundheitsbewusster und haben erkannt, dass das Erkennen und Abstellen von Risikofaktoren bei der Verhütung vieler chronischer Erkrankungen hilft.

10 Risikofaktoren haben sich für die Frakturvorhersage als nützlich erwiesen und sind im Therapieplan zu berücksichtigen:

- Weibliches Geschlecht
- Lebensalter
- Wirbelkörperfraktur (atraumatisch)
- Periphere Fraktur
- Hüftgelenksnahe Fraktur bei den Eltern
- Knochendichte (DXA)
- Multiple Stürze
- Nikotin
- Immobilität
- Untergewicht (BMI<20)

Studien haben gezeigt, dass die DXA-Knochendichtemessung eine spätere Fraktur sogar zuverlässiger vorhersagt als der Cholesterinwert einen Herzinfarkt oder ein hoher Blutdruck einen Schlaganfall! Wir kennen genetische und erworbene Faktoren, die für die Entstehung einer Osteoporose verantwortlich sind.

Risikofaktoren, die wir nicht beeinflussen können

Familiäre Belastung. Bisher gibt es noch keine klinisch anwendbaren genetischen Tests zur Beurteilung des Osteoporoserisikos. Die Anamnese einer proximalen Femurfraktur bei den Eltern gilt aber als prognostisch verlässlichste Angabe des genetischen Risikos für osteoporotische Frakturen.

Geschlecht und Alter. Zwischen dem 30. und 35. Lebensjahr befindet sich der Knochenumbau etwa im Gleichgewicht. Danach beginnt der genetisch festgelegte Knochenschwund, bei der Frau etwas stärker und früher als beim Mann. Mit der Menopause und dem Abfall der Östrogenproduktion nimmt bei der Frau die Osteoporose mit Frakturen deutlich zu. Beim Mann nimmt das Frakturrisiko besonders nach dem 75. Lebensjahr zu und beträgt über 30 %.

Bereits vorliegende Frakturen. Auch wenn wir die Ursache noch nicht kennen, verdoppelt sich das Risiko für eine Folgefraktur, wenn eine vorausgegangene Fraktur bekannt ist. Es wurde gezeigt, dass eine einzige spontan aufgetretene Wirbelkörperfraktur das Risiko weiterer Wirbelkörperfrakturen um das 5-Fache erhöht und zwei oder mehr Frakturen das Risiko sogar auf das 12-Fache steigen lassen. Low-Trauma-Wirbelkörperfrakturen sind neben dem Lebensalter der stärkste unabhängige Risikofaktor für zukünftige Knochenbrüche.

Risikofaktoren, die wir beeinflussen können

Chronischer Bewegungsmangel. Fehlende körperliche Aktivität ist der wichtigste Risikofaktor für die Entstehung der Osteoporose. Dies gilt besonders für junge bettlägerige Patienten, die in wenigen Monaten bis zu 30 % ihrer Knochenmasse verlieren und häufig Jahre brauchen, um ihre Ausgangsmasse an Knochen zurückzugewinnen.

Körpergewicht. »Dünne Frauen, dünne Knochen«: Diesen Zusammenhang haben alle großen Osteoporose-Risiko-Studien belegt. Untergewichtige Frauen leiden an einem erhöhten Risiko für Knochenfrakturen, während übergewichtige Frauen weitgehend vor Osteoporose geschützt sind. Das liegt zum einen an der höheren Gewichtsbelastung des Knochens (»loading«), die ihn stärker macht; zum anderen werden adipöse Frauen durch eine höhere Östrogenproduktion in den Fettzellen vor Osteoporose geschützt.

Knochendichte. Das Risiko von Frakturen in Abhängigkeit von der Knochendichte (DXA-Methode) ist in vielen Studien untersucht worden. Vor allem die Kombination der Knochendichte mit anderen unabhängigen Risikofaktoren erlaubt heute eine sehr genaue Fraktur-Risikoeinschätzung (FRAX® calculator).

Depressive Stimmungslage. Depression ist anerkanntermaßen ein wichtiger Risikofaktor für die Entstehung der Osteoporose. Studien konnten zeigen, dass Frauen mit schwerer, langjähriger Depression 6 % weniger Knochenmasse aufweisen als vergleichbare Frauen ohne Depression.

Zigaretten rauchen. Rauchen verdoppelt das Osteoporoserisiko und ist daher ein wichtiger Risikofaktor für Frakturen. Der genaue Mechanismus, durch den das Rauchen die Knochen schwächt, ist noch nicht bekannt. Wahrscheinlich sind viele chemische Substanzen des Zigarettenrauchs dafür verantwortlich. Nikotin hemmt die Östrogenproduktion, fördert den schnelleren Östrogenabbau in der Leber und bewirkt ein früheres Eintreten der Menopause. Es wird geschätzt, dass Rauchen das Risiko für Oberschenkelfrakturen bei der Frau um 31 % und beim Mann um 40 % steigert.

Alkoholismus. Alkoholismus erhöht das Osteoporoserisiko erheblich. Ein entscheidender Grund ist zweifellos, dass Alkoholiker mangelernährt sind und an einem Leberschaden leiden. Junge Alkoholiker zeigen ein besonders hohes Frakturrisiko. Moderater Alkoholkonsum ist dagegen sogar mit einer leicht erhöhten Knochendichte verbunden.

Kaffeekonsum. Regelmäßiger starker Koffeingenuss, also mehr als vier Tassen Kaffee täglich, kann zur Entstehung der Osteoporose beitragen. Mit dem gleichzeitigen Gebrauch von Milch lässt sich dieses Risiko aber ausgleichen.

Fehlernährung. Bei ungenügender Kalziumaufnahme durch die Nahrung wird Kalzium über das Parathormon aus dem Knochenspeicher mobilisiert, was zu einer negativen Knochenbilanz führt. Vor allem in der Jugend und während der Schwangerschaft ist es wichtig, den erhöhten Kalziumbedarf für den wachsenden Knochen über die Nahrung auszugleichen. Der Mangel an weiteren Mineralien und Vitaminen sowie eine zu hohe Phosphatzufuhr sind ebenfalls »Knochenräuber«.

Hormone. Eine früh einsetzende Menopause, natürlich oder operativ bedingt, ist ein wichtiger Risikofaktor. Beim Mann verursacht Testosteronmangel Osteoporose.

Medikamente. Zahlreiche Medikamente schwächen den Knochen. Die wichtigsten Medikamentengruppen sind:

- Glukokortikoide
- Aromatasehemmer
- Antidepressiva
- Heparine und Marcumar®
- Antiepileptika (Carbamezepin und Phenytoin)
- Immunmodulatoren (Cyclosporine und Tacrolimus)
- Protonenpumpenhemmer

Erkrankungen in nahezu allen medizinischen Disziplinen können mit Knochenschwund und einem erhöhten Frakturrisiko einhergehen.

Fallneigung und »Stolpersteine« im Umfeld. Nahezu ein Drittel der älteren Personen fällt mindestens ein Mal im Jahr. Ursachen eines Sturzes sind:

- Stolpern 50 %
- Synkope 20 %
- Verlust der Balance 13–20 %

Die Anamnese multipler Stürze in der Vorgeschichte erhöht das Risiko für periphere Frakturen, besonders bei älteren Frauen und Männern. Neben dem Schweregrad der Osteoporose entscheidet vor allem die Art des Fallens darüber, ob eine Fraktur resultiert.

Risiken – das Wichtigste im Überblick

- Die DXA-Knochendichtemessung sagt eine Fraktur zuverlässiger voraus als der Cholesterinwert den Herzinfarkt oder ein hoher Blutdruck den Schlaganfall.
- Osteoporose sucht ihre Opfer nicht willkürlich aus. Einige Risikofaktoren können wir nicht beeinflussen; andere Risikofaktoren hingegen können vermieden werden!
- Der FRAX-Risikotest in Kombination mit der Knochendichte (DXA) und dem Alter des Patienten erlauben eine verlässliche Voraussage osteoporotischer Frakturen.
- Erbfaktoren beeinflussen die maximale Knochendichte, die Geometrie des Oberschenkelhalses, den Knochenumbau, den Zeitpunkt der Menopause und die Muskelstärke.
- Rauchen ist der Knochenterrorist Nummer 1. »Der Knochen vergisst keine Zigarette!«
- Mit einem einfachen Vorsorgeprogramm können die Knochengesundheit bewahrt und viele osteoporotische Frakturen bzw. Folgefrakturen vermieden werden. Aber: Das Programm muss konsequent umgesetzt werden!

Kapitel 5

VORSORGE

für starke und gesunde Knochen, ein Leben lang

VORSORGE

Zu den allgemeinen und einfachen Maßnahmen, die die Knochenstabilität erhöhen und die Frakturrate reduzieren, zählen:

- Rauchen einstellen!
- Regelmäßige körperliche Aktivität
- Koordinationstraining bei muskuloskelettaler Insuffizienz
- Gezielte Sturzanamnese bei Älteren und Behandlung von Zuständen, die mit einer erhöhten Sturzgefahr einhergehen
- Verminderung der Sturzgefährdung durch adaptierte Hilfsmittel (Gehstützen) und Beseitigung von Stolperfallen in der Wohnung
- Vermeidung von Schenkelhalsfrakturen durch Tragen eines Hüftprotektors
- Ausreichender Aufenthalt im Freien zur Sicherung des Vitamin-D-Bedarfs. Ab dem 60. Lebensjahr wird eine tägliche Zufuhr von 1000–2000 IE Vitamin D empfohlen.
- Zufuhr von täglich etwa 1000 mg Kalzium über kalziumreiche Kost.
- Vermeiden von Untergewicht (BMI<20)
- Vermeidung oder individuelle Anpassung knochenschädigender Medikamente

Folgende vier weltweit geltenden Ratschläge sind die Basis für gesunde Knochen:

- Don't smoke!
- Be active!
- Eat well!
- Take Vitamin D!

Welche Tipps sind für ein wirksames Vorsorgeprogramm wichtig?

Zum Erhalt eines gesunden Knochens und zur Vermeidung osteoporosebedingter Frakturen dient das folgende Vorsorgeprogramm mit zahlreichen Tipps. Damit kann die Osteoporose erfolgreich bekämpft und verhindert werden. Eine Bedingung muss aber der Patient erfüllen: Er muss den Willen haben, sofort damit anzufangen und das Ziel konsequent und regelmäßig beizubehalten!

Für kalziumreiche Kost sorgen!

Kalzium ist das wichtigste Mineral zur Verhütung und Behandlung der Osteoporose. Der Erwachsene hat über 1 kg Kalzium im Körper, davon 99 % im Skelett.

Empfohlene tägliche Mengen von Kalzium:

T-Score	Definition	Obere Grenze mg/Tag
SÄUGLINGE		
0–6 Monate	210	
6–12 Monate	270	
KINDER		
1–3 Jahre	500	2500
4–8 Jahre	800	2500
9–18 Jahre	1500	2500
ERWACHSENE		
19–50 Jahre	1200	2500
51 Jahre und älter	1500	2500
Schwangere und Stillende	1500	2500

Kindheit und Jugend: Die Prävention der Osteoporose beginnt in der Kindheit mit dem Aufbau des Skeletts. Kalziumreiche Kost liefert das Baumaterial, um das Erwachsenenskelett bis zum 25. Lebensjahr mit der maximalen Knochendichte zu vollenden. Kinder und Jugendliche brauchen bis zu 4-mal mehr Kalzium pro kg Körpergewicht als Erwachsene. Je nach Alter sollten 500–1500 mg Kalzium pro Tag zugeführt werden. Auch bei gewichtsbewussten Teenagern wird dieses Ziel mit kalziumreicher, fettarmer Kost wie fettarmer Milch, fettarmem Käse, Joghurt, kalziumangereicherten Säften und Brot durchaus erreicht.

Schwangerschaft/Stillen: Während der Schwangerschaft und in der Stillzeit ist der Bedarf an Kalzium besonders hoch. Eine Frau, die schon mit einem Kalzium- und Vitamin-D-Defizit in die Schwangerschaft geht, weist ein Frakturrisiko auf.

Menopause: Auch nach der Menopause ist es noch nicht zu spät, mit einer knochenbewussten Ernährung zu beginnen, obwohl gerade mit dem Abfall des Östrogenspiegels in dieser Übergangszeit ein dramatischer Knochenschwund einsetzt. Studien haben gezeigt, dass 80 % aller postmenopausalen Frauen ihrem Körper mit durchschnittlich 800 mg Kalzium pro Tag über die Nahrung zu wenig Kalzium zuführen. In dieser Phase erhöhten Knochenabbaus sollten täglich 1500 mg Kalzium angestrebt werden.

Knochenfreundliche Ernährung: Eine ausreichende Kalziumversorgung ist heute über eine »knochenfreundliche« Ernährung möglich.

Milch und Milchprodukte: Besonders kalziumreich sind Milch und Hartkäse. Je härter der Käse, desto mehr Kalzium enthält er. Viel Kalzium ist auch in Mozzarella zu finden. Zusätzlich sorgt die Laktose in der Milch für eine bessere Resorption des Kalziums. Wer Probleme mit den Kalorien hat, kann fettarme Milch, Buttermilch und Quark bevorzugen. Ein Liter Vollmilch (1,5 % oder 3,5 % Fett) liefert bis zu 1200 mg Kalzium.

Frisches grünes Gemüse, Obst und Getreideprodukte: Weitere wichtige Kalziumlieferanten. Eine Ausnahme stellen Weißbrot und ähnliche aufbereitete Brotwaren dar. Zu beachten ist, dass Knochenräuber wie Oxalsäure in bestimmten Gemüsesorten, Koffein sowie ein hoher Anteil von Zucker, Salz, Phosphat, Fett und Eiweiß die Resorption von

Kalzium dramatisch behindern können. Studien haben gezeigt, dass ein regelmäßiger Konsum von Gemüse und Obst das Risiko für Herzinfarkt, Diabetes mellitus und Osteoporose um etwa 25 % senkt. In Kampagnen wird daher empfohlen, 5-mal am Tag Obst und Gemüse zu essen (»5 am Tag«).

Mineralwasser: Bei hohem Kalziumgehalt trägt es ebenfalls zu einer positiven Kalziumbilanz bei. Die Kalziumwerte im Wasser können sehr unterschiedlich sein und reichen von 10–650 mg pro Liter. Der Kalziumanteil pro Liter ist auf der Flasche angegeben.

Fruchtsäfte: Vor allem bei Patienten mit einer Milchallergie bieten sich Fruchtsäfte an, die mit Kalzium angereichert sind. Fruchtsäure und Vitamin C in den Säften steigern die Kalziumresorption zusätzlich auf bis zu 40 % gegenüber 30 % bei Milchprodukten. Der Zusatz von Vitamin D erhöht nochmals die Aufnahme von Kalzium über den Darm.

Kalziumtabletten: Eine zusätzliche Zufuhr in Form von Kalziumtabletten sollte nur bei Vorliegen eines Kalziumdefizits (zum Beispiel durch die Ablehnung von Milch und Milchprodukten oder eine Laktoseintoleranz) und in Absprache mit dem Arzt erfolgen. Die Gefahr eines erhöhten Risikos für Herzinfarkt oder Schlaganfall ist nur bei unnötiger jahrelanger Zufuhr großer Kalziummengen zu erwägen.

Kalziumgehalt in gebräuchlichen Kalziumpräparaten:

Kalziumsalz	Kalzium/1000 mg Kalziumsalz	Kalziumanteil
Kalziumkarbonat	400 mg	40,0 %
Kalziumphosphat	388 mg	38,8 %
Kalziumlaktat	184 mg	18,4 %
Kalziumglukonat	93 mg	9,3 %
Kalziumzitrat	241 mg	24,1 %

Gute Kalziumquellen (Durchschnittswerte):

Nahrungsmittel	Kalzium mg/100g
Kalziumkarbonat	400 mg
Kalziumphosphat	388 mg
Kalziumlaktat	184 mg
Kalziumglukonat	93 mg
Kalziumzitrat	241 mg
MILCHPRODUKTE	
Vollmilch	111
Eiscreme	120
Entrahmte Milch	124
Joghurt	134
Käse	600–1000
WEITERE KALZIUMLIEFERANTEN	
Bohnen	65
Nüsse	75
Petersilie	100
Brokkoli, gekocht	130

Spinat, gekocht	160
Feigen, getrocknet	190
Lachs	200
Sojabohnen	200
Grünkohl, gekocht	200
Haselnüsse	225
Mandeln	250
Nusskuchen	254
Hagebutten	257
Ölsardinen	300
Rhabarber, gekocht	300
Sesamsamen	783
GETRÄNKE	
Mineralwasser	2–60
Orangensaft, angereichert	300

Mineralwässer und ihr Gehalt an Kalzium. Als kalziumreich gelten Mineralwässer mit einem Kalziumgehalt von über 300 mg pro Liter (Stand: August 2012, Angaben ohne Gewähr):

	Mineralwasser/Heilwasser	Kalzium in mg/l
1	Obernauer Löwensprudel	667
2	Rohrauer Sprudel	654
3	St. Margareten Heilwasser	607
4	Aqua Römer Mineralwasser	604
5	Imnauer Apollo	581
6	Residenzquelle - Bad Windsheim	567
7	Fontanis, Karl-Eugen-Quelle Heilwasser	566
8	Teusser Sprudel	565
9	Ulrichquelle	558
10	Ensinger Schiller Quelle Heilwasser	557
11	Cascada	552
12	Steigerwald	550
13	Filippo	545
14	Rietenauer Dillenius-Quelle Mineralwasser	533
15	Förstina St. Maria Brunnen	526
16	Löwensteiner	510

17	Aspacher Klosterquelle	506
18	Alwa Mineralwasser	485
19	Hohenloher Sprudel	479
20	Wildbadquelle	478
21	Contrex	468
22	Gemminger Mineralwasser	426
23	Wüteria Schlossbrunnen	426
24	Bad Niedernauer Römerquelle Heilwasser	397
25	Heilwasser Bertoldsquelle	363
26	Gerolsteiner	348
27	Bad Dürrheimer (Johannisquelle)	340
28	Frankenbrunnen	274
29	Alpquell	236
30	Hirschquelle vital	220
31	Silberbrunnen	214
32	Rosbacher	206
33	San Pellegrino	179

Auswahl kalziumreicher Lebensmittel, geordnet nach Portionen:

Die Kalziumzufuhr über die Ernährung sollte bei 1000–1200 mg/Tag liegen.

Lebensmittel	Portionsgröße	Kalziumgehalt/ Portion
MILCH/MILCHPRODUKTE		
Emmentaler 45 %	2 Scheiben (ca. 50 g)	550 mg
Mozarella	100 g	600 mg
Schnittkäse	2 Scheiben (ca. 50 g)	400 mg
Camembert	50 g	250 mg
Joghurt	1 Becher (150 g)	180 mg
Quark	100 g	90 mg
Milch	1 Glas (200 ml)	250 mg
GEMÜSE		
Grünkohl	200 g	450 mg
Spinat	200 g	240 mg
Bohnen	200 g	110 mg
Karotten	200 g	80 mg
Lauch	100 g	90 mg
Kresse	50 g	100 mg

OBST		
Himbeeren	200 g	80 mg
Kiwi	1 Stück	30 mg
Feigen, roh	1 Stück	30 mg
Haselnüsse	100 g	220 mg
Walnüsse	100 g	90 mg
WASSER, SÄFTE		
Wasser, kalziumreich	1 Flasche (1l)	300–650 mg
Orangensaft, kalziumangereichert	1 Glas (250 ml)	300 mg

Beim Verzehr von 500 mg Kalziumkarbonat als Tablette werden nur 200 mg vom Körper aufgenommen. Am besten wird **Kalziumzitrat** resorbiert, da diese Verbindung keine Magensäure benötigt. Zudem schützt es gegen die Bildung von Nierensteinen und beeinträchtigt nicht die Eisenresorption. Folgende Tipps können helfen, Kalziumtabletten optimal auszunutzen:

Kalziumtabletten sind nur bei einer mangelhaften Kalziumzufuhr über die Nahrung zu empfehlen.

- Die Einzelmenge sollte 500 mg Kalzium nicht überschreiten. Verteilen Sie die Tagesmenge auf mehrere Einzeldosen. Eine Dosis vor dem Schlafen verhindert einen Knochenverlust während der Nacht.
- Kalzium sollte mit dem Essen eingenommen werden. Laktose, Vitamin C sowie geringe Fett- und Proteinmengen fördern die Resorption.

- Vermeiden Sie die gleichzeitige Einnahme von ballaststoffreichen Nahrungsmitteln, da diese die Kalziumresorption hemmen.
- Nehmen Sie kein Kalzium zusammen mit fettreicher Nahrung ein.
- Nehmen Sie Kalzium nicht gemeinsam mit Eisen ein. Diese beiden Substanzen gehen eine unlösliche Verbindung miteinander ein und sind dann nicht mehr für den Körper verwertbar.

Ausreichende Zufuhr von Vitaminen, Magnesium und Spurenelementen sicherstellen!

Vitamin D: Dieses Vitamin erhöht den Aufbau stabiler Knochen durch eine bessere Resorption von Kalzium und Phosphat aus dem Darm sowie durch eine bessere Reifung und Mineralisation der Knochengrundsubstanz. 800–2000 internationale Einheiten (IE) werden täglich für einen gesunden Knochen gebraucht. Um diese Vitaminmenge selbst zu produzieren, wäre ein tägliches Sonnenbad von 15 Minuten nötig. Doch die heutigen Lebensverhältnisse, die Verwendung von Sonnenschutzcremes sowie die Angst vor Hautkrebs schließen die Eigenversorgung mit Vitamin D über die Haut aus. Hinzu kommt, dass die Umsetzung des Sonnenlichts in Vitamin D im Alter gegenüber der Situation in der Jugend um mehr als die Hälfte nachlässt. Eine tägliche Zufuhr von 800–2000 IE Vitamin D als Tablette oder Dragee zum Essen ist daher sinnvoll und auch preiswert. In der vorliegenden Literatur gibt es keinen Beleg, dass eine Vitamin-D-Gabe bei normaler Kalziumzufuhr das Risiko für Nierensteine erhöht! Genau genommen ist Vitamin D ein Hormon, da wir es selbst in der Haut produzieren können, wenn auch in heute ungenügender Menge.

Vitamin D stärkt nicht nur den Knochen, sondern auch die Muskeln – und vermindert das Sturzrisiko!

Vitamin C: Vitamin C wird für die Reifung des Kollagens benötigt, stimuliert die knochenaufbauenden Zellen und begünstigt die Kalziumresorption. 60 mg Vitamin C sind die empfohlene tägliche Mindestmenge, idealerweise sollten 250–1000 mg zugeführt werden. Die Maximaldosis beträgt 2000 mg täglich.

Vitamin A: Dieses Vitamin ist fettlöslich und beeinflusst die Entwicklung der Knochenzellen. 5000 IE Vitamin A täglich werden empfohlen.

Vitamin K: Dieses Vitamin ist durch seine Bedeutung bei der Blutgerinnung bekannt, spielt jedoch auch eine wesentliche Rolle in der Synthese des Osteocalcins, eines Bausteins der Knochengrundsubstanz. Vitamin K vermittelt das Anheften des Kalziums an die Knochenmatrix. Auch bei der Heilung eines Knochenbruchs ist dieses Vitamin nötig und sollte in einer Menge von rund 80–200 µg täglich zugeführt werden. Dunkelgrüne Gemüsesorten besitzen einen hohen Anteil dieses Vitamins.

Vitamin B_6, Vitamin B_{12} und Folsäure: Diese Vitamine sind nicht nur wichtig für die Blutbildung, sondern auch für gesunde Knochen und die Produktion von Kollagen. Sie beeinflussen den Homozystein-Wert, einen Risikofaktor für osteoporotische Frakturen. Homozystein beeinflusst die Kollagen-Cross-Link-Bildung und hat auch direkte Effekte auf die Tätigkeit der Osteoklasten. Die Konzentration von Homozystein ist durch Vitamin B_{12} und Folsäure gut über die Ernährung zu beeinflussen.

Magnesium: Etwa zwei Drittel des Magnesiums im Körper wird in den Knochen eingebaut – wir haben also auch ein »Magnesium-Konto«. Es spielt eine Rolle im Knochenaufbau sowie im Vitamin-D- und Parathormonstoffwechsel. Auch die alkalische Phosphatase, ein wichtiges Enzym beim Knochenaufbau, wird durch Magnesium aktiviert. Vor allem ältere Personen leiden an Magnesiummangel und bedürfen einer Substitution. Chronischer Durchfall, Nieren- und Lebererkrankungen, Diabetes mellitus, Schwangerschaft, Alkoholismus und bestimmte Medikamente können ebenfalls zu einem schweren Mangel führen. Andererseits sollte eine Überdosierung wegen der Wechselwirkung mit Kalzium, Phosphat und Vitamin D vermieden werden. Eine gleichzeitige Einnahme von Magnesium und Kalzium kann die Resorption von Kalzium behindern. Empfohlen werden etwa 400 mg Magnesium täglich.

Spurenelemente: Spurenelemente sind lebensnotwendige Substanzen, von denen es nur winziger Mengen bedarf. Wie ein Katalysator beeinflussen sie bestimmte biochemische Prozesse. Für den Knochenstoffwechsel sollten folgende Spurenelemente Beachtung finden: Mangan, Bor, Zink, Silizium und Kupfer. Die Dosierungen sind in der folgenden Tabelle zusammengefasst.

Dosisempfehlungen für Magnesium, bestimmte Vitamine und Spurenelemente für Erwachsene ab 50 Jahre:

Substanz	Empfohlene Tagesdosis		Therapeutische Tagesdosis
	MANN	FRAU	
MAGNESIUM	420 mg	320 mg	300–600 mg
VITAMIN K	80 µg	65 µg	150–500 µg
VITAMIN B_6	2,9 mg	1,6 mg	10–300 mg
MANGAN	2–5 mg	2–5 mg	3–6 mg
BOR	1,5–3 mg	1,5–3 mg	3 mg
ZINK	15 mg	12 mg	12–15 mg
KUPFER	1,5–3 mg	1,5–3 mg	1–3 mg
SILIZIUM	20 mg	40 mg	unklar

Auf das »Kreuz« achten!

Die Lenden- und Brustwirbel mit ihrem hohen Spongiosaanteil und hoher Belastung sind bei einem einsetzenden Knochenschwund besonders früh gefährdet zu brechen. In der Regel beginnt die Osteoporose mit Grund- und Deckplatteneinbrüchen der Wirbelkörper. Beim Nachweis einer Osteoporose in der Knochendichtemessung sollte daher besonderer Wert auf ein kreuzschonendes Verhalten im Alltag gelegt werden:

Stehende Tätigkeit: bequem aufrecht stehen, mit angepasster hoher Arbeitsfläche

Sitzende Tätigkeit: Die Stuhllehne sollte den Rücken 15–20 cm über der Sitzfläche stützen. Kein Abkrümmen des Rückens – Gefahr der Keilwirbelbildung. Nie in der gleichen Sitzhaltung verweilen, sondern immer wieder aufstehen und Streckübungen durchführen.

Heben und Tragen von Lasten: Sich nie mit gebogenem Rücken und gestreckten Beinen nach unten beugen; dabei können Bandscheiben der Lendenwirbelsäule geschädigt werden und es besteht die Gefahr von Wirbelkörpereinbrüchen. Vielmehr wie ein Gewichtheber in die Knie gehen, die Last anheben und mit geradem Rücken wieder hochgehen. Dies gilt vor allem für das Anheben von Getränkekästen.

Hausarbeit: Bei den täglichen Hausarbeiten sollte eine gebückte Haltung vermieden werden. Besser ist es, in die Hocke zu gehen oder sich hinzuknien.

Liegen und Schlafen: Vermeiden Sie weiche, durchgelegene Matratzen. Zu empfehlen ist ein harter Bettrost mit einer weichen Matratze, damit der Körper überall gleichmäßig aufliegt. Empfehlenswert ist ein kleines, flaches Kissen zur Unterstützung von Kopf und Nacken.

Auf regelmäßige Bewegung achten!

Bewegung stärkt nicht nur die Knochen, sondern auch die Gelenke und Muskeln. Wer körperlich fit ist, behält die Sicherheit beim Gehen, verbessert die Koordination und vermindert das Sturzrisiko. Körperliche

Aktivität fördert die Durchblutung der Organe und damit einen stabilen Blutdruck. Der Patient neigt weniger zu Schwindelattacken, einer häufigen Ursache von Stürzen. Außerdem haben Personen, die regelmäßig körperlich trainieren, im Falle eines Knochenbruchs kürzere Erholungs- und Schmerzzeiten. Das Training muss nicht übertrieben sein, aber es muss regelmäßig und mit Spaß erfolgen. Studien haben gezeigt, dass Frauen, die täglich 30 Minuten gehen, deutlich festere Knochen haben als Frauen, die nur sitzen.

Für die Muskel- und Knochengesundheit sind die Komponenten Balance, Dehnung, Kraft und Leistung die entscheidenden Größen.

Die besten Übungen für den Knochen sind solche, die **gegen die Schwerkraft** gerichtet sind: Treppensteigen, Nordic Walking, Tanzen, Laufen, Bergwanderungen, Skilanglauf, vorsichtiges Gewichtheben und lockere Sprungübungen.

Sportliche Aktivität verbessert auch das Lebensgefühl. Eine sportliche Betätigung, die keine Freude bereitet, wird gar nicht oder nur kurz ausgeführt. Man sollte Sportarten auswählen, die möglichst viele Muskelgruppen aktivieren und keine Beschwerden oder Schmerzen bereiten. Sportvereine bieten heute viele Sportarten an, die schweißtreibende Tätigkeit auch mit Vergnügen und gesellschaftlichem Engagement verbinden. Eine Altersgrenze gibt es nicht.

Wenn Sie regelmäßig Yoga oder Tai-Chi praktizieren, verbessern Sie Ihre Koordination und Balance und verhindern auf diese Weise Stürze, die zu Frakturen führen können!

Es gibt zahlreiche Studien, die den Einfluss verschiedener Formen der Bewegungstherapie auf die Knochendichte überprüft haben. Dabei konnte eine signifikante Verbesserung der Knochendichte an verschiedenen Skelettarealen nachgewiesen werden. Ein gezieltes Krafttraining mit 60–80 % der Maximalkraft sowie mindestens zwei Übungseinheiten pro Woche sind dazu erforderlich.

Ein ausgewogenes und effektives **Training** besteht aus vier verschiedenen Komponenten:

- **Aufwärmen:** Das Aufwärmen ist notwendig, um den Kreislauf und die Muskeln auf das Training vorzubereiten.
- **Krafttraining:** Durch einseitige Belastungen und Bewegungsmangel im Alltag kann es zu muskulären Dysbalancen kommen. Daher braucht man verschiedene Kraftübungen, um dieses Defizit auszugleichen.
- **Dehnen:** Nur wenn man die verkürzten Muskelgruppen dehnt, kann in Verbindung mit dem Krafttraining eine Verbesserung von Haltung und Bewegung erreicht werden.
- **Gleichgewichtstraining:** Ab dem 30. Lebensjahr baut sich der Gleichgewichtssinn langsam, aber stetig ab. Allerdings kennt der Körper viele Ausgleichsmöglichkeiten, um dieses Defizit aufzufangen. Deshalb fällt der Mangel oft erst im Alter auf, wenn auch andere Sinne wie Auge und Ohr nachlassen. Stürze mit Knochenbrüchen sind die Folge.

Ein ausführliches Übungsprogramm für jeden Schwierigkeitsgrad und jedes Alter finden Sie in meinem Buch *Power für die Knochen* (2021, Südwest-Verlag), vorgestellt von Johanna Fellner.

Je nach Ausmaß der Bewegungseinschränkung bieten sich Übungen im Stehen, im Sitzen, in Rückenlage und im Vierfüßlerstand an. Sprungbelastungen und extreme Beugungen der Wirbelsäule sind zu vermeiden. Am erfolgreichsten werden konsequentes Training und Gymnastik in einer gleich gesinnten Gruppe im benachbarten Sportclub oder in einer Osteoporose-Selbsthilfegruppe umgesetzt. Informationen dazu erhalten Sie bei Ihrem Hausarzt oder beim nächsten Osteoporosezentrum.

Inzwischen werden auch Übungsgeräte angeboten, die den Muskel- und Knochenaufbau über Rüttel- bzw. Vibrationsbewegungen stimulieren. Ein bekanntes Gerät auf dem Markt ist die »Juvent Therapie-Plattform«. Hier erhält der Körper in 20 Minuten rund 40 000 Impulse, um Muskeln und Knochen zu stärken. Es handelt sich um senkrechte Schwingungen von etwa 50 µm (etwa die Dicke eines Haars), etwa 34-mal pro Sekunde. Die Anschaffung eines Exemplars für mehrere Patienten ist empfehlenswert.

Stürze vermeiden!

Rund 30 % der älteren Menschen stürzen mindestens ein Mal pro Jahr; die Hälfte davon sogar mehrmals. Bei Personen in Alters- und Pflegeheimen liegt der Prozentsatz noch höher. In 2–5 % der Fälle führen solche Stürze zum Knochenbruch. Bei Osteoporosepatienten ist das Frakturrisiko aufgrund der geringen Knochenfestigkeit besonders hoch. Daher ist die Sturzprophylaxe bei ihnen besonders wichtig.

Mit einer gründlichen Anamnese lassen sich die wesentlichen **Risikofaktoren für einen Sturz** erheben:

- Muskelschwäche und Mobilitätsbeeinträchtigung
- Frühere Sturzereignisse
- Gang- und Balancedefizite
- Hilfsmittelgebrauch
- Arthrose
- Sehprobleme
- Depression
- Kognitive Defizite
- Angst vor dem Fallen

Die wichtigsten Ursachen für eine erhöhte Sturzneigung sind im Folgenden zusammengefasst.

Ursachen für eine erhöhte Sturzneigung bei älteren Menschen:

ALTERSBEDINGTE BEEINTRÄCHTIGUNGEN	
Muskelschwäche	Verlängerte Reaktionszeiten
Haltungsprobleme	Aufregung und Ängste
Gangstörungen	Sturzangst
Sehschwäche	
SPEZIFISCHE KRANKHEITEN UND MEDIKAMENTE	
Zerebrovaskuläre Erkrankungen	»Blackouts«
Morbus Parkinson	Harninkontinenz
Multiple Sklerose	Sedativa
Arthritis	Antihypertensiva
Katarakt oder Netzhautdegeneration	Übermäßiger Alkoholkonsum
UMWELTEINFLÜSSE	
Schlechte Ausleuchtung	Rutschige Vorleger und Teppiche
Rutschiger oder unebener Boden	Schlechtes Wetter
Fehlende Haltegriffe im Bad	Kabel oder Spielzeug auf dem Boden

Wesentliche Maßnahmen zur **Senkung des Sturz-/Frakturrisikos** sind:

- Medikamentenanpassung
- Verhaltenstraining
- Mobilitätsverbesserung
- Reaktionstraining
- Optimierung des häuslichen Umfeldes und der Hilfsmittelversorgung
- Hüftprotektoren

Damit lassen sich die Zahl der Oberschenkelfrakturen und deren Langzeitfolgen senken. Zahlreiche Studien belegen, dass Kraft- und Gleichgewichtstraining bei älteren Menschen das Sturzrisiko um 15–50 % senken kann. Ab einem Lebensalter von 70 Jahren wird deshalb eine jährliche Sturzanamnese empfohlen. Medikamente, die Stürze begünstigen, zum Beispiel Sedativa, blutdrucksenkende Medikamente oder Antidepressiva, sollten regelmäßig bezüglich Dosis und Notwendigkeit überprüft werden. Falls erforderlich, sollten Hilfsmittel und Hüftprotektoren eingesetzt werden.

Die folgende **Checkliste Sturzrisiko** zeigt, ob jemand sturzgefährdet ist und wo die Ursachen für ein Sturzrisiko liegen. Damit ergeben sich zielgerichtete Ansatzpunkte für eine individuelle Therapie:

- **Sturz im letzten Jahr:** Sturz bei alltagsüblicher Tätigkeit und in normaler Umgebung
- **Muskelleistung oder Muskelkraft der hüftumgebenden Muskeln vermindert:** Sturzgefährdet ist, wer ohne Zuhilfenahme der Arme mehr als zehn Sekunden benötigt, um 5-mal aus einem Stuhl üblicher Höhe aufzustehen und sich wieder hinzusetzen.
- **Balancestörung, vor allem in seitlicher Richtung:** Sturzgefährdet ist, wer nicht in der Lage ist, zehn Sekunden in folgender Weise zu stehen: Füße stehen genau auf einer Linie hintereinander, Hacke an Spitze (= Tandemstand).
- **Mehr als vier verschiedene ärztlich verordnete Medikamente pro Tag:** Kennzeichen von Personen mit Vielfacherkrankungen

- **Überprüfung der Medikamente:** Bestimmte Medikamente wie Sedativa, Schmerzmittel und Bluthochdruckmittel erhöhen das Sturzrisiko.
- **Starke Sehstörungen:** Besonders gefährlich ist es, wenn man mit einem Auge deutlich schlechter sieht als mit dem anderen. Auch Probleme mit einer Gleitsichtbrille können ein Indikator sein.
- **Störungen** von Gedächtnis, Aufmerksamkeit und Denken; Bewegungsunruhe, Störungen bis hin zur Demenz.
- **Gangbild ist unregelmäßig langsam:** langsamer Gang mit kleinen, unregelmäßigen Schritten
- **Gehhilfe ist erforderlich:** wenn Gehen mit Gehstock oder Gehwagen sowie das Nutzen des Treppengeländers als sicherer empfunden werden
- **Beweglichkeit und Gehleistung werden allmählich schlechter:** wenn man sich auf das Gehen konzentrieren muss

Diese drei Tests dienen zur **Einschätzung des Sturzrisikos**:

- Der **Aufsteh-Test (Chair-Rising-Test)** zur Beurteilung der Muskelleistung: Der Patient wird aufgefordert, 5-mal so schnell wie möglich und ohne den Einsatz der Arme von einem Stuhl üblicher Höhe aufzustehen. Dies sollte innerhalb von zehn Sekunden erfolgen.
- **Der Timed-up-and-go-Test** zur Beurteilung der Alltagsmotorik: Der Patient wird aufgefordert, vom Stuhl aufzustehen, zu einer drei Meter entfernten Wand zu gehen, sich umzudrehen, zurückzukommen und sich wieder hinzusetzen. Gemessen wird die dazu benötigte Zeit. Weniger als 30 Sekunden = gute Mobilität; mehr als 30 Sekunden = eingeschränkte Mobilität.
- Der **Tandemstand** zur Beurteilung der Koordination: Der Patient setzt beide Füße genau hintereinander auf eine Linie und positioniert die Ferse des vorderen Fußes genau vor der Fußspitze des hinteren. Bei Unsicherheiten bieten ein enger Flur oder ein Stuhl seitlichen Halt. Man sollte mehr als zehn Sekunden in dieser Position stehen bleiben können. Eine Steigerung ist der Tandemstand mit geschlossenen Augen.

Das Rauchen einstellen!

Wir haben es im wahrsten Sinne des Wortes selbst in der Hand, mit dem Rauchen aufzuhören und das Osteoporoserisiko damit um die Hälfte zu senken. Frauen, die täglich eine Schachtel Zigaretten rauchen, weisen in der Menopause 10 % weniger Knochenmasse auf als Nichtraucherinnen. Nikotin verzögert die Frakturheilung und Knochendurchblutung. Zusätzlich stört das Rauchen die Kalziumresorption im Darm. Studien haben belegt, dass Raucher besonders häufig und früh Wirbelkörperfrakturen erleiden, die dann auch noch verzögert heilen. Bei Männern erhöht Rauchen das Risiko einer Wirbelsäulen-Osteoporose um 230 %!

Wenn sich Knochen in Rauch auflöst!

Rauchen schädigt den Knochen auf vielfache Weise:

- Verminderte Produktion von Östrogen bei der Frau
- Gesteigerter Abbau von Östrogen in der Leber
- Bis zu zwei Jahre früheres Auftreten der Menopause
- Verminderte Produktion von Testosteron beim Mann
- Verminderte Umwandlung der Androgene in Östrogen
- Schädigung des Knochens und der Knochenzellen durch viele toxische Substanzen (zum Beispiel Kadmium und Nikotin)
- Verminderte Durchblutung des Knochens/Knochenmarksystems
- Beeinträchtigung der Lungenfunktion mit verminderter Sauerstoffaufnahme

Der Knochen vergisst keine Zigarette!

Experten vermuten, dass der antiöstrogene Effekt des Rauchens die gesamte Wirkung einer Östrogentherapie in der Menopause aufhebt. Betrachtet man es so, befindet sich eine junge Raucherin mit Blick auf den Knochen bereits im Stadium der Menopause. Beim Mann senkt Rauchen den Testosteronspiegel deutlich und begünstigt – ebenso wie bei Frauen – den Abbau der Knochensubstanz. Dieser Knochenabbau betrifft vor allem den spongiösen Knochen, besonders im Bereich der Wirbelsäule. Zusätzlich werden in den Körpern von Rauchern höhere Konzentrationen von Substanzen gefunden, die den Knochen schädigen: Kadmium, Blei und Dutzende anderer toxischer Stoffe.

Kein Zweifel: **»Rauchen ist der »Knochenterrorist Nummer 1!«**

Knochenräuber in der Nahrung eliminieren!

Daneben gibt es weitere »Knochendiebe«, die auf den ersten Blick harmlos wirken, jedoch unsere Knochen schwächen:

Alkohol: Hoher Alkoholkonsum hemmt die Resorption wichtiger Baustoffe und schädigt die Leber, ein wichtiges Organ für die Aktivierung von Vitamin D. Zusätzlich führt eine manifeste Leberzirrhose infolge eines verminderten Gallenflusses zu einer gestörten Nährstoffaufnahme im Darm (Malabsorption). Auch auf direktem Wege schädigt Alkohol die Knochenzellen. Alkoholiker leiden zudem an Testosteronmangel, was ebenfalls zu Osteoporose beiträgt. Andererseits erhöht Alkohol in geringen Mengen sogar die Knochendichte. Man nimmt an, dass die positive Wirkung von Bier auf die Knochen am hohen Siliziumgehalt liegt. Die positive Wirkung von Rotwein auf die Knochen kann mit dem Gehalt an pflanzlichen Östrogenen zusammenhängen.

Wie bei vielen anderen Nahrungsmitteln (zum Beispiel Kaffee, Tee, Cola) kommt es bezüglich einer knochenschädigenden Wirkung auf die Menge an!

Koffein: Koffein bewirkt eine gesteigerte Ausscheidung von Kalzium über den Urin, was vor allem Personen mit niedriger Kalziumaufnahme trifft. Wenn man den Kaffeekonsum nicht einschränken will, so empfiehlt sich zum Ausgleich der negativen Kalziumbilanz, zu jeder Tasse Kaffee eine Tasse Milch zu trinken. Bei Colagetränken ist das Phosphat das größere Übel. Der hohe Phosphatgehalt bewirkt eine Kalziumbindung im Darm und damit eine verminderte Kalziumresorption. Tee als ebenfalls koffeinhaltiges Getränk hingegen scheint sogar mit einem verminderten Risiko für eine Schenkelhalsfraktur verknüpft zu sein – möglicherweise aufgrund seines Gehalts an östrogenen Flavonoiden.

Zucker: In den letzten 100 Jahren hat unser Zuckerkonsum um das 1000-Fache zugenommen. Ungefähr die Hälfte der Kohlenhydrate wird heute über Zucker aufgenommen. Zucker ist ein reiner Kalorienlieferant, liefert also keine wertvollen Nährstoffe oder Vitamine. Im Gegenteil: Die Weiterverarbeitung des Zuckers in unserem Körper verbraucht viele wichtige Vitamine und erhöht die Ausscheidung wertvoller Nährstoffe wie Kalzium, Magnesium und anderer Mineralien über die Niere. Ferner behindert Zucker die Kalziumaufnahme im Darm und stimuliert die Säureproduktion im Magen – ein weiterer Knochenräuber.

Vor allem die Kombination von Koffein und Zucker, zum Beispiel in stark gezuckertem schwarzem Kaffee oder in Softdrinks wie Cola, sind wahre »Knochenfresser«.

Es ist daher nicht verwunderlich, dass die Zähne und Knochen in Ländern mit niedrigerem Zuckerverbrauch viel häufiger gesund bleiben.

Salz: Es ist bekannt, dass ein hoher Salzverbrauch mit einem höheren Risiko für die Hochdruckkrankheit (Hypertonie) verbunden ist. Patienten mit einer Hypertonie scheiden über den Urin mehr Kalzium aus und leiden daher häufiger an Osteoporose als Personen mit einem normalen Blutdruck.

Eiweiß: Beim Eiweißabbau im Stoffwechsel entstehen Säuren, die vor ihrer Ausscheidung über die Niere erst mit Kalzium neutralisiert (gepuffert) werden müssen. Andernfalls würde es zu einer Übersäuerung des Körpers kommen. Ist der Eiweißkonsum sehr hoch und die Kalziumzufuhr sehr niedrig, ergibt sich eine negative Kalziumbilanz und das nötige Kalzium wird aus dem Knochen mobilisiert. Deshalb weisen Vegetarier mit einem niedrigen Konsum an tierischem Eiweiß meist eine positive Kalziumbilanz und stabilere Knochen auf. Umgekehrt weisen Inuit mit einer hohen Aufnahme an tierischem Eiweiß und niedriger Kalziumzufuhr eine 20 % höhere Knochenverlustrate auf als Europäer.

Phosphat: Phosphat und Kalzium bilden eine feste kristalline Verbindung, die den Zähnen und den Knochen ihre Festigkeit gibt. Wie beim Eiweiß kommt es aber auch hier auf das richtige Gleichgewicht an. Idealerweise sollte ein Teil Phosphat auf einen Teil Kalzium kommen. In unserer Nahrung ist aber weitaus mehr Phosphat enthalten als wir benötigen. Es kommt zur Ausschüttung des Parathormons, das Kalzium und Magnesium aus dem Knochen löst, um das Phosphat zu neutralisieren. Ein hoher Phosphatanteil findet sich in Fleisch- und Wurstwaren sowie in Softdrinks und als chemischer Zusatz in vielen aufbereiteten Nahrungsmitteln.

Fette: Bevor Kalzium resorbiert werden kann, muss es in der Säure des Magens aufgelöst werden. Danach bildet es mit dem vorhandenen Fett eine Art Seife und erst in dieser aufbereiteten Form wird Kalzium durch die Darmwand in das Blut aufgenommen. Eine zu hohe Fettaufnahme bewirkt allerdings das Gegenteil: Kalzium und Magnesium gehen verloren, was wiederum zu Knochenschwund führt. Die knochenschädigende Wirkung einer zu hohen Fettaufnahme sieht man in den »Niedrig-Fett-Ländern« des Fernen Ostens, in denen das Osteoporoserisiko deutlich niedriger liegt als in den USA.

Übersäuerung: Unser Körper wird überschwemmt von Säuren, die entweder im Körper selbst gebildet (Milchsäure, Kohlensäure) oder im Übermaß über die Nahrung (Eiweiß, Zucker, Fette) zugeführt werden. Unser Knochen beherbergt eine große Menge alkalischer Salze wie Kalzium, Kalium, Natrium und Magnesium, die sofort mobilisiert werden, um anflutende Säuren im Blut zu neutralisieren. Der Zusammenhang zwischen einem sauren pH-Wert und Osteoporose ist bekannt und wird im Rahmen einer effektiven Verhütung der Osteoporose immer bedeutender. Umso wichtiger wird der Konsum von Gemüse und Obst, um dem Körper neben Vitaminen auch neutralisierende Basen zuzuführen.

Die **fünf Nahrungsgruppen** für einen knochenfreundlichen Ernährungsplan:

1. Kohlenhydrate: Brot, Kartoffeln, Nudeln und Getreideprodukte
2. Obst und Gemüse
3. Eiweiß: Fleisch, Fisch, Nüsse und Hülsenfrüchte
4. Milch und Milchprodukte
5. Fett und Zucker

Einfluss von Nahrungsmitteln auf den Kalziumstoffwechsel:

Nahrungsmittel	Gesteigerte Kalziumausscheidung im Urin	Verminderte Kalziumresorption
Zu viel Eiweiß	x	
Zu viel Salz	x	
Zu viel Phosphat	x	
Zu viel Zucker	x	
Zu wenig Vitamin D		x
Oxalate (Spinat, Rhabarber)		x
Phytate (Weizen, Hülsenfrüchte)		x
Zu viel Eisen		x
Zu viel Kaffee (mehr als 5 Tassen tgl.)	x	x

Auf das Ideal-Körpergewicht achten!

»Dünne Frauen – dünne Knochen!« Alle großen Osteoporosestudien zeigen den Zusammenhang zwischen Osteoporose und niedrigem Körpergewicht. Untergewichtige Menschen konsumieren ungenügend Kalorien, Mineralien und Eiweiß und damit ungenügend Baustoffe für ihre Knochen. Bei geringem Köperfett ist auch der Östrogenspiegel niedriger. Schon ein Gewichtsverlust von 10 % verdoppelt das Risiko für Oberschenkel- und Armfrakturen – unabhängig davon, ob er bewusst herbeigeführt wurde oder nicht. Eine Gewichtszunahme erweist sich dagegen als Schutzfaktor gegen Knochenbrüche, hat aber dafür schädigende Wirkung auf die Gelenke (vor allem Hüft-, Knie- und Fußgelenke). Insbesondere bei Mädchen und jungen Frauen, die an **Magersucht** (Anorexia nervosa) oder an **RED-S** (Relatives Energie-Defizit-Syndrom bei Ausdauersportlerinnen) leiden, kommt es regelmäßig zu schwerem Knochenverlust mit osteoporotischen Frakturen.

Einige Medikamente verursachen schwere Osteoporose, wenn sie über längere Zeit in Tablettenform oder als Infusion verabreicht werden:

Glukokortikoide: Dazu gehören alle von Kortison abgeleiteten Substanzen, zum Beispiel Prednison und Dexamethason. Nicht gefährlich für den Knochen ist dagegen eine kurze lokale Anwendung von Kortisonderivaten in Form von Salben oder Sprays. Nicht alle Patienten reagieren mit dem gleichen Knochenverlust. Für das Osteoporoserisiko sind die Tagesdosis und die Einnahmedauer des Medikaments entscheidend. Deshalb sollte die Tagesdosis so niedrig wie möglich gehalten werden.

Wenn Prednisolon unentbehrlich ist, sollte dem Patienten klargemacht werden: »Stoppen Sie das Rauchen (wenn Sie Raucher sind), nehmen Sie Kalziumtabletten mit Vitamin D und treiben Sie regelmäßig Sport.«

Eine Kontrolle der Knochendichte sollte in halbjährlichen Abständen erfolgen.

Schilddrüsenhormone: Diese werden zur Verhütung einer Struma (vergrößerte Schilddrüse) oder zur Behandlung einer Schilddrüsenunterfunktion eingesetzt. Man sollte jedoch eine Überdosierung vermeiden, die über einen längeren Zeitraum ebenfalls eine Osteoporose mit Frakturen verursachen kann.

Antikoagulanzien: Auch Antikoagulanzien wie Heparine oder Marcumar® können bei langjähriger Einnahme eine schwere Osteoporose verursachen. Eine jährliche Kontrolle der Knochendichte ist zu empfehlen.

Antiepileptika: Ebenso bewirken verschiedene Antiepileptika, zum Beispiel Carbamazepin, einen Knochenverlust und/oder Mineralisationsstörungen, bedingt durch eine Hemmung des Vitamin-D-Stoffwechsels.

Protonenpumpeninhibitoren (PPI): Ein leicht saurer pH-Wert im Magen und Dünndarm steigert die Resorption von Kalziumkarbonat und Vitamin D. Eine aktuelle Studie konnte zeigen, dass auch die Protonenpumpenhemmer, die die Säurefreisetzung im Magen blockieren, den Knochen bei langjähriger Einnahme schaden und zu Knochenbrüchen führen können. Besonders ältere Menschen, die wegen peptischer Magenbeschwerden mit PPI behandelt werden, weisen möglicherweise ein erhöhtes Frakturrisiko auf. Darauf deuten die Ergebnisse einer Fall-Kontrollstudie hin, die einen Anstieg des Risikos mit der Dosis und der Dauer der Einnahme der PPI zeigt. Neben der reduzierten Aufnahme von Kalzium und Vitamin D kommt es auch zu einem Vitamin-B_{12}-Mangel mit neurologischen Defiziten und einem erhöhten Sturz- und Frakturrisiko. Ältere Menschen, die diese Medikamente einnehmen, sollten daher auf eine ausreichende Zufuhr von Kalzium, bevorzugt über Milchprodukte, achten.

Weitere knochenschädigende Medikamente: Viele Medikamente schwächen bei längerer Einnahme die Knochen. Dazu gehören Antidepressiva, Lithium, Schleifendiuretika, Rosiglitazon (Antidiabetikum), Antibiotika, Isoniazid, aluminiumhaltige Antazida, Aromatasehemmer, Zytostatika und immunsuppressive Medikamente in der Transplantationsmedizin (Tacrolimus, Cyclosporine).

Die eines Patienten müssen daraufhin überprüft werden, ob sie knochenschädlich sind. Ist dies der Fall, kann man vorbeugende Schritte einleiten, ohne auf notwendige Medikamente verzichten zu müssen.

Medikamente mit knochenaufbauender »Nebenwirkung«: Bestimmte Medikamente wie Thiaziddiuretika (wasserausscheidende Wirkung), Statine (cholesterinsenkende Wirkung) und Betablocker (blutdruck- und herzfrequenzsenkende Wirkung) führen als »Nebenwirkung« zu einer Zunahme der Knochendichte und einer Abnahme des Frakturrisikos.

Knochenschädigende Krankheiten erkennen!

Chronische Polyarthritis: Diese Erkrankung ist der wohl wichtigste Vertreter der chronischen Krankheiten, die über die Jahre häufig eine Osteoporose mit Frakturen verursacht haben. Betroffene Patienten müssen oft Kortisonpräparate einnehmen, sind häufig in der Bewegung eingeschränkt und untergewichtig. Als Ursache sind die fehlende Bewegung und die Entzündung in den Gelenken anzunehmen.

Chronische Lungenerkrankungen: Unter diesen Erkrankungen erhöhen insbesondere die chronische Bronchitis und das durch das Rauchen verursachte Lungenemphysem das Osteoporoserisiko. Hinzu kommt, dass einige Medikamente zur Behandlung dieser Krankheiten das Risiko zusätzlich erhöhen.

Chronische Herzinsuffizienz: Diese Krankheit führt über eine Bewegungseinschränkung zu einem erhöhten Knochenabbau. Daher sollten bereits vor einer geplanten Herztransplantation – insbesondere nach monatelanger Immobilisation und medikamentöser Therapie – Bisphosphonate zur Stabilisierung der Knochensubstanz eingesetzt werden. Die Gabe von Betablockern führt zu einer Erhöhung der Knochendichte und einer Reduktion des Frakturrisikos.

Nierenerkrankungen: Bei einer eingeschränkten Nierenfunktion, unter Dialyse und nach Nierentransplantationen, kommt es regelmäßig zu einer komplexen Stoffwechselstörung des Knochens, zusammengefasst unter dem Begriff der renalen Osteopathie. Davon gibt es verschiedene Unterformen, die mit unterschiedlichen Ansätzen therapiert werden.

AIDS: Bei dieser weltweit verbreiteten Infektionskrankheit kommt es einerseits im Rahmen der Viruserkrankung, andererseits medikamentös bedingt und als Folge von sekundären Begleiterkrankungen zu einer vielschichtigen Osteopathie (AIDS-Osteopathie) mit Knochenschwund.

Mit zunehmend besseren Behandlungsmöglichkeiten und längeren Überlebenszeiten der AIDS-Patienten wird die Bekämpfung chronischer Begleiterkrankungen, zum Beispiel der AIDS-Osteopathie, immer wichtiger!

Diabetes mellitus: Dieses Leiden geht ebenfalls mit einem erheblichen Osteoporoserisiko einher. Der Insulinmangel führt zu einem erhöhten Knochenabbau und gleichzeitig zu einer verminderten Produktion von Kollagen. Betroffen sind vor allem Patienten, die mit einer oralen Therapie behandelt werden. Zusätzlich stehen bestimmte Antidiabetika (Glitazone) unter dem Verdacht, Osteoporose zu erzeugen.

Entzündliche Magen-Darm-Erkrankungen und -operationen: Diese Erkrankungen/Eingriffe führen zu einer verminderten Aufnahme von Kalzium und Vitamin D. Bei betroffenen Patienten sollte besonders auf eine ausreichende Ernährung und Vitaminzufuhr geachtet werden.

Wir wissen heute, dass die Knochengesundheit auch vom Gehirn über nervale, hormonelle und humorale Signalwege gesteuert wird. Als Beispiel sei nur das Hormon **Leptin** aufgeführt, das im Gehirn produziert wird und den Zustand des Fett- wie auch des Knochengewebes beeinflusst. Außerdem ist das Knochengewebe von einem dichten Nervenfaser-Netz durchzogen, das die Knochendurchblutung und den Knochenumbau steuert. So ist es nicht verwunderlich, dass »Betablocker«, die bei Bluthochdruck gegeben werden, in Studien auch einen Anstieg der Knochenmasse bewirkt haben.

Studien haben belegt, dass **Dauerstress** und **Depression** wahrscheinlich über die vermehrte Ausschüttung von Kortison zu einer Abnahme der Knochendichte führen. Eine wesentliche Ursache für den Zusammenhang von Osteoporose und Depression ist meines Erachtens auch die Inaktivität und Antriebslosigkeit vieler depressiver Patienten. Mit diesem Verhalten verbunden sind eine schlaffe Muskulatur und damit eine mangelhafte Belastung des Knochens. Ein weiterer Grund für Osteoporose bei depressiven Patienten ist die Erkenntnis, dass viele antidepressive und antikonvulsive Medikamente den Vitamin-D-Stoffwechsel stören und über diesen Weg die Muskelkraft und Koordination mindern, damit die Knochenfestigkeit reduzieren und die Sturzneigung steigern.

Frohsinn leistet einen wichtigen Beitrag zur Knochengesundheit. Der Knochen wird auch über das zentrale Nervensystem kontrolliert und gesteuert (z. B. Leptin, sympathische Nervensignale).

Ein fröhlicher und aktiver Mensch hat statistisch gesehen auch einen festeren Knochen und eine kräftigere Muskulatur als ein depressiver und inaktiver Mensch.

»Fröhlichkeit ist Balsam für den Knochen«. Diesen Spruch betonen wir bei jedem Welt-Osteoporose-Tag, bringen ihn den Patienten nahe und leben auch danach.

Vereinfacht kann man auch – wissenschaftlich fundiert – sagen: **»Glück und Frohsinn stärken den Knochen!«** Die Knochengesundheit ist also nicht nur eine Frage der Bewegung, der Ernährung und des Lebensstils, sie wird auch vom Gehirn gesteuert – ein neuer Ansatz zur Bekämpfung der Osteoporose. Auch der Psychologe und der Psychiater können einen wertvollen Beitrag zur Bekämpfung der Osteoporose liefern. Der Knochen ist kein starres Material, sondern ist auch ein Spiegel des Gemüts und der Seele!

Vorsorge – das Wichtigste im Überblick

- Es ist nie zu früh und nie zu spät, den Kampf gegen Osteoporose zu starten.
- Das Vorsorgeprogramm muss konsequent und mit Elan und Überzeugung durchgeführt werden.
- Sorgen Sie für kalziumreiche Kost! Die Hälfte der älteren Menschen leidet an einem Kalziumdefizit, aber auch Kinder, Jugendliche und Schwangere haben einen erhöhten Kalziumbedarf. Die besten Quellen sind Milch oder Milchprodukte und kalziumreiche Mineralwässer.
- Nehmen Sie täglich etwa 2000 IE Vitamin D ein, im Sommer wie Winter. Vitamin D ist nicht nur für den Knochen, sondern auch für die Muskulatur, das Gehirn und das Immunsystem wichtig.
- Achten Sie stets auf eine gute Haltung der Wirbelsäule, um Wirbelkörperfrakturen zu vermeiden.
- Bewegung und körperliche Aktivität sind der entscheidende Reiz für den Knochenanbau.
- Rauchen ist der Knochenterrorist Nummer 1! Stoppen Sie sofort und konsequent das Rauchen und seien Sie in dieser Sache hart und unerbittlich zu sich.
- Es gibt viele Knochenräuber in der Nahrung, die es zu vermeiden gilt. Ein durchdachter Ernährungsplan löst das Problem. Übermäßiger Konsum von Kaffee (mehr als fünf Tassen pro Tag), Cola und Alkohol ist zu vermeiden. In moderaten Mengen sind diese Genussmittel wirklich kein Problem für die Knochengesundheit.
- Niedriges Körpergewicht ist ein wichtiger Risikofaktor für Osteoporose. Dies gilt vor allem für Jugendliche in der Wachstumsphase.
- Es gibt zahlreiche Medikamente und Krankheiten, die eine Osteoporose verursachen.

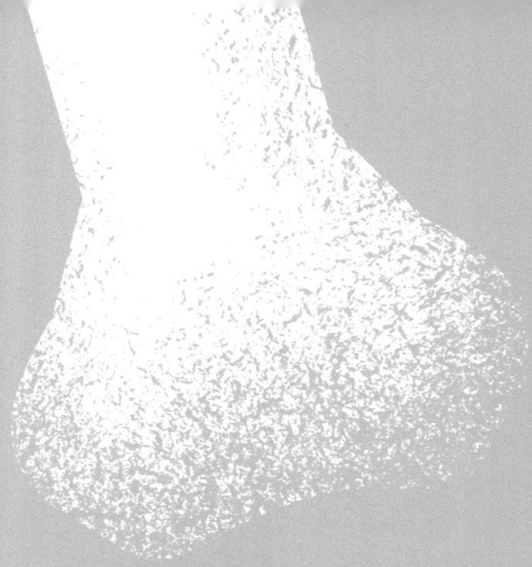

Kapitel 6

THERAPIE-KONZEPTE

maßgerecht für jeden Patienten

Überblick über die derzeitigen medikamentösen Therapiekonzepte

Die **Diagnosestellung** der Osteoporose stützt sich auf drei Hauptfaktoren:

- Messtechnisch bestätigte Osteoporose in der DXA-Knochendichtemessung der Lendenwirbelsäule (LWS) und/oder Hüfte,
- Anzahl und Schweregrad der Risikofaktoren für Osteoporose (z. B. mittels FRAX®-Algorithmus),
- Nachweis osteoporotischer Frakturen (Wirbelkörper, Hüfte, Becken).

Es folgt die **Erstellung des Therapiekonzeptes** mit der Wahl eines passenden Medikaments. Alle Osteoporosemittel (Antiosteoporotika) haben zum Ziel, eine positive Bilanz zwischen Knochenabbau und Knochenaufbau und damit eine Zunahme der Knochendichte zu erreichen. Neue Medikamente verbessern zusätzlich die Qualität der Knochenstruktur und damit die Belastbarkeit des Knochens. Folgende **Fragen** sind mit dem Patienten zu klären. Nach den Antworten richten sich die Therapiestrategie und der Einsatz eines erfolgversprechenden Medikaments:

- Ist die Diagnose Osteoporose mithilfe der richtigen Messmethode (DXA) gestellt worden?
- Welches Risikoprofil liegt vor?
- Liegen bereits Frakturen vor und sind sie noch reversibel?
- Ist eine Osteomalazie (Vitamin-D-Mangel) ausgeschlossen?
- Ist eine sekundäre Ursache der Osteoporose ausgeschlossen?
- Ist die Indikation zur medikamentösen Therapie gegeben?
- Wahl eines antiresorptiven oder osteoanabolen Medikaments?
- Welche Applikationsform ist empfehlenswert (Tabletten, Spritzen oder Infusionen)?
- Welche Nebenwirkungen sind bekannt, wie häufig, wie vermeidbar?
- Bestehen beim Patienten Ängste vor Nebenwirkungen und wie kann er von der Notwendigkeit des Medikaments überzeugt werden?

- In welchen Abständen ist die Therapiekontrolle sinnvoll?
- Wann ist eine Pause (»drug holiday«) und wann ein Wechsel des Medikaments sinnvoll?

Die »7 Säulen« einer erfolgreichen Osteoporosebehandlung:

- Ernährung
- Körperliches Training
- Sturzprophylaxe
- Medikamente (Antiosteoporotika)
- Schmerztherapie
- Rehabilitation
- Selbsthilfegruppen

Zur Therapie der Osteoporose steht heute eine Vielzahl an Medikamenten zur Verfügung, die Folgendes leisten können:

- Optimierung des Knochenumbaus
- Steigerung der Knochendichte
- Verbesserung der Knochenqualität sowie
- Reduktion des Frakturrisikos

Alle Antiosteoporotika haben gemeinsam, dass ihre therapeutische Wirkung nur ab einem DXA-Knochendichtemesswert von kleiner als −1,5 bis −2 (T-Score) belegt ist. Die DXA-Messung dient somit nicht nur der Diagnosestellung und der Abschätzung des Frakturrisikos, sondern auch der Überprüfung, ob die Voraussetzungen für den Erfolg einer medikamentösen Therapie gegeben sind.

Antiosteoporotika können in drei Gruppen eingeteilt werden:

- **Antiresorptive Substanzen:** Bisphosphonate (BP), Raloxifen, Kalzitonine, Kalzium, Vitamin D, Vitamin-D-Metabolite, Statine, Östrogene, Östrogen/Gestagen und Tibolon, Denosumab, Kathepsin K-Inhibitoren.

- **Osteoanabole Substanzen:** Parathormon, Teriparatid, Abaloparatid, Fluoride, Strontium, Anabolika und Testosteron
- **Antiresorptive und osteoanabole Substanz:** Romosozumab

Während die antiresorptiven Medikamente den Knochenumbau reduzieren (bei insgesamt positiver Knochenmassenbilanz), stimulieren die osteoanabolen Medikamente den Knochenumbau, wobei die Aktivierung der Osteoblasten und damit der Knochenaufbau dominiert. Der Sklerostin-Antikörper Romosozumab hat die ideale Eigenschaft einer gleichzeitig antiresorptiven und anabolen Wirkung und ist in Europa bereits seit Dezember 2019 zugelassen.

Durch den Einsatz präventiver und medikamentöser Maßnahmen soll das Auftreten krankheitsspezifischer Komplikationen (Low-Trauma-Frakturen) verhindert werden. Aus klinischen und versicherungsrechtlichen Gründen müssen folgende Stadien unterschieden werden:

- **Primärprävention**: Maßnahmen zur Verhinderung der Krankheitsentstehung
- **Sekundärprävention**: Maßnahmen zur Verhinderung klinischer Komplikationen; Vermeidung von Frakturen bei bereits (messtechnisch) diagnostizierter Krankheit
- **Tertiärprävention**: Maßnahmen zur Verhinderung weiterer Spätkomplikationen (Folgefrakturen) bei bereits aufgetretener erster Low-Trauma-Fraktur

Die wichtigsten **Ziele einer Therapie**:

- Verhinderung von Knochenschwund sowie Stimulierung des Knochenaufbaus
- Verhinderung osteoporotischer Frakturen und Folgefrakturen
- Verminderung von Beschwerden und Folgen der Frakturen und Deformierungen
- Reduktion der damit verbundenen Komorbidität und Letalität
- Verbesserung der physischen, psychischen und koordinativen Situation

Ein erfolgreiches **Behandlungskonzept der Osteoporose** umfasst vielfältige Aspekte:

- Schmerztherapie mit psychischer Betreuung
- Bewegungstherapie und Gymnastik
- Sturzprophylaxe
- Gesundheitsorientierter Lebensstil
- Knochenbewusste Ernährung
- Vitamin-D- und Kalzium-Substitution
- Hormonersatztherapie (HRT) erwägenswert, für maximal vier Jahre
- Antiresorptive Therapie (BP, Denosumab, Raloxifen)
- Osteoanabole Therapie (Teriparatid, Abaloparatid, Romosozumab)
- Rehabilitation
- Selbsthilfe

Geduld und Beharrlichkeit sind für Patient und Arzt die wichtigsten Eigenschaften, um die Osteoporose zu besiegen!

Überblick über Antiosteoporotika

Am besten geprüft und in den Leitlinien als effektiv eingestuft (»A-klassifiziert«) sind folgende **Medikamente mit ihren Handelsnamen** (siehe Tabellen auf den nächsten Seiten):

- Östrogen- oder Östrogen/Gestagen-Präparate (HRT) bei postmenopausalen Frauen jünger als 60 Jahre und mit hohem Frakturrisiko
- Alendronat (Fosamax® oder Generika 70 mg Wochentablette)
- Risedronat (Actonel® oder Generika 35 mg Wochentablette)
- Ibandronat (Bonviva® oder Generika 150 mg Monatstablette und Bonviva® oder Generika 3 mg Vierteljahresspritze)
- Zoledronat (Aclasta® 5mg Jahresinfusion)
- Denosumab (Prolia® 60 mg s.c. halbjährlich)

- Raloxifen (Evista®, Optruma® oder Generika 60 mg Filmtablette)
- Teriparatid (Forsteo® 20 µg s.c. Pen tgl.) bei schwerer postmenopausaler Osteoporose
- Abaloparatid (Eladynos® 80 µg s.c. Pen tgl.) bei schwerer postmenopausaler Osteoporose
- Romosozumab (Evenity® 210 mg s.c. monatlich, insgesamt 12 Injektionen) bei postmenopausalen Frauen mit schwerer Osteoporose und hohem Frakturrisiko

Dosierungen und Anwendung zugelassener Antiosteoporotika

	Oral täglich	Oral wöchentlich	Oral monatlich	Subkutan täglich	Subkutan Monate	Injektion vierteljährlich	Infusion jährlich
Alendronat	10 mg	70 mg					
Risedronat	5 mg	35 mg	150 mg				
Ibandronat			150 mg			3 mg	
Zoledronat							5 mg
Teriparatid				20 µg			
Denosumab					60 mg/ 6 Monate		
Romosozumab					210 mg/ Monat		

Die wichtigsten **Nebenwirkungen** dieser Medikamente sind:

- Orale Bisphosphonate: Ösophagitis, gastrointestinale Symptome
- Intravenöse Biphosphonate (BP): grippeartige Symptome (»Akute-Phase-Reaktion«), Kiefernekrosen (ONJ) (bei Osteoporose sehr selten!), Nierenfunktionsstörung (vorher Bestimmung des Kreatinin-Wertes im Serum bzw. Kreatininclearance, GFR und reichlich trinken)
- Denosumab: Muskel- und Knochenschmerzen, allergische Reaktionen, niedriger Kalziumspiegel im Blut, Hautinfektionen, Kiefernekrosen (sehr selten bei Osteoporose!)
- Raloxifen: Thrombosen, Thromboembolien
- Teriparatid: Übelkeit, Gliederschmerzen, Hyperkalzämie
- Östrogen: höheres Risiko für Myokardinfarkt, apoplektischen Insult, Thromboembolien
- Romosozumab: kardiovaskuläre Ereignisse (fraglich!), Kiefernekrosen und Oberschenkelschaftfrakturen in den Studien sehr selten

Empfehlungsgrade der medikamentösen Therapieoptionen (»evidence-based medicine«), A-klassifiziert = hoher Empfehlungsgrad

Medikamente	Wirbelkörperfrakturen reduziert	Periphere Frakturen reduziert	Proximale Femurfrakturen reduziert
Alendronat	A	A	A
Denosumab	A	A	A
Zoledronat	A	A	A
Ibandronat	A	B	–
Östrogene	A	A	A

Teriparatid	A	A	A
Abaloparatid	A	A	A
Romosozumab	A	A	A
Raloxifen	A	–	–
Risedronat	A	A	A
Zoledronat	A	A	A

Folgende Antiosteoporotika werden wegen Nebenwirkungen bzw. zu geringer Wirksamkeit nicht mehr verwendet oder sind nur noch in ausgesuchten Fällen zugelassen:

- Fluoride
- Kalzitonin
- Strontiumranelat
- Parathormon

Behandlungsstrategie in unserem Osteozentrum

Auf der Basis der evidenzbasierten Medizin verfolgen wir in unserem Osteoporosezentrum folgende **medikamentöse Behandlungsstrategie** (Abb. 6.1):

- Alle Patienten erhalten 1000–3000 IE **Vitamin D_3** als Basistherapie (nach Wert von 25-OH-Vitamin-D im Serum!). Kalziumzufuhr sollte mit 1000 mg möglichst über die Nahrung erfolgen.
- **Hormonsubstitution** wird nur noch bei klimakterischen Beschwerden diskutiert (»for symptoms only«), dient aber nicht zur Therapie einer manifesten Osteoporose.

- Der frühe Einsatz moderner, stickstoffhaltiger Bisphosphonate **(BP)** ist der »Goldstandard« (»First line«-Therapie). Die Darreichungsform wird in Absprache mit den Patienten ausgewählt: Wochentablette, Monatstablette, Vierteljahresspritze oder Jahresinfusion. Bevorzugt wird die intravenöse Gabe (zum Beispiel **Zoledronat-Jahresinfusion**). Damit wird eine Reduktion des Frakturrisikos um etwa 50 % erreicht!
- Alternativ zu den BP steht der RANKL-Antikörper **Denosumab** zur Verfügung. Bei Patienten mit messtechnischer Osteoporose im Bereich der Wirbelsäule kommen **Raloxifen** und **Ibandronat** in Frage.
- **Romosozumab**, ein Sklerostin-Antikörper, hat anabole und antiresorptive Eigenschaften und ist inzwischen bei postmenopausalen Patientinnen mit schwerer Osteoporose zugelassen.
- Bei schwerer Osteoporose besteht die Option einer osteoanabolen Therapie mit **Teriparatid** oder **Abaloparatid**.

Indikation zur medikamentösen Therapie

Die **Indikation für eine medikamentöse Therapie** richtet sich heute nicht allein nach den Werten der DXA-Messung, sondern berücksichtigt auch klinische Parameter:

- Alter und Geschlecht
- DXA-Messung
- Osteoporotische Frakturen in der Anamnese
- Klinische Risikofaktoren

Folgende **Kriterien zur Indikation einer medikamentösen Therapie** wurden erstmals 2014 vom Expertenkommittee der NOF (National Osteoporosis Foundation) veröffentlicht und später von den nationalen Osteoporoseverbänden leicht modifiziert übernommen:

- **Postmenopausale Frauen und Männer älter als 50 Jahre,** die folgende Kriterien erfüllen:
- **Hüft-, Becken- oder Wirbelkörperfrakturen (low trauma).** (Die Wirbelfraktur kann symptomlos abgelaufen und zufällig mit einem bildgebenden Verfahren nachgewiesen sein.) Diese Patienten zeigen unter einer medikamentösen Therapie unabhängig vom T-Score eine signifikante Reduktion des Frakturrisikos sowie eine Kosteneffektivität der Behandlung. Auf eine zusätzliche Knochendichtemessung kann daher bei dieser klinischen Situation verzichtet werden.
- **Messtechnisch Osteoporose** (T-Score ≤2,5 mittels DXA-Messung) am Oberschenkelhals (neck), Hüfte gesamt (total hip) oder LWS (lumbar spine). Alle großen Therapiestudien haben bei diesem Patientenkollektiv eine signifikante Reduktion des Frakturrisikos gezeigt. Ein Vorteil dieser Indikation liegt darin, dass bereits vor Auftreten einer Fraktur mit einer spezifischen medikamentösen Therapie begonnen werden kann, um Frakturen zu vermeiden (»Sekundärprävention«).
- **Messtechnisch Osteopenie** (T-Score zwischen −1,0 und >−2,5 mittels DXA-Messung) am Oberschenkelhals oder LWS und eine Zehn-Jahres-Wahrscheinlichkeit einer Hüftfraktur ≥3% oder eine Zehn-Jahres-Wahrscheinlichkeit einer größeren Osteoporose-assoziierten Fraktur ≥20%, basierend auf dem **FRAX® Algorithmus**. Bei Einnahme von Glukokortikoiden kann bereits bei Werten <−1,5 T-Score mit einer medikamentösen Therapie begonnen werden.

Bei **Patientinnen** jünger als 50 Jahre sowie bei Kindern und Jugendlichen sollte in der Regel nur bei Vorliegen einer Osteoporose-assoziierten Fraktur und in Abhängigkeit von der klinischen Situation eine medikamentöse Therapie durchgeführt werden. Es empfiehlt sich, Beginn und Dauer der Therapie sowie Auswahl und Dosierung des Medikaments in Absprache mit einem Osteoporosezentrum festzulegen. Kontraindikationen sind Kinderwunsch, Schwangerschaft und Stillzeit.

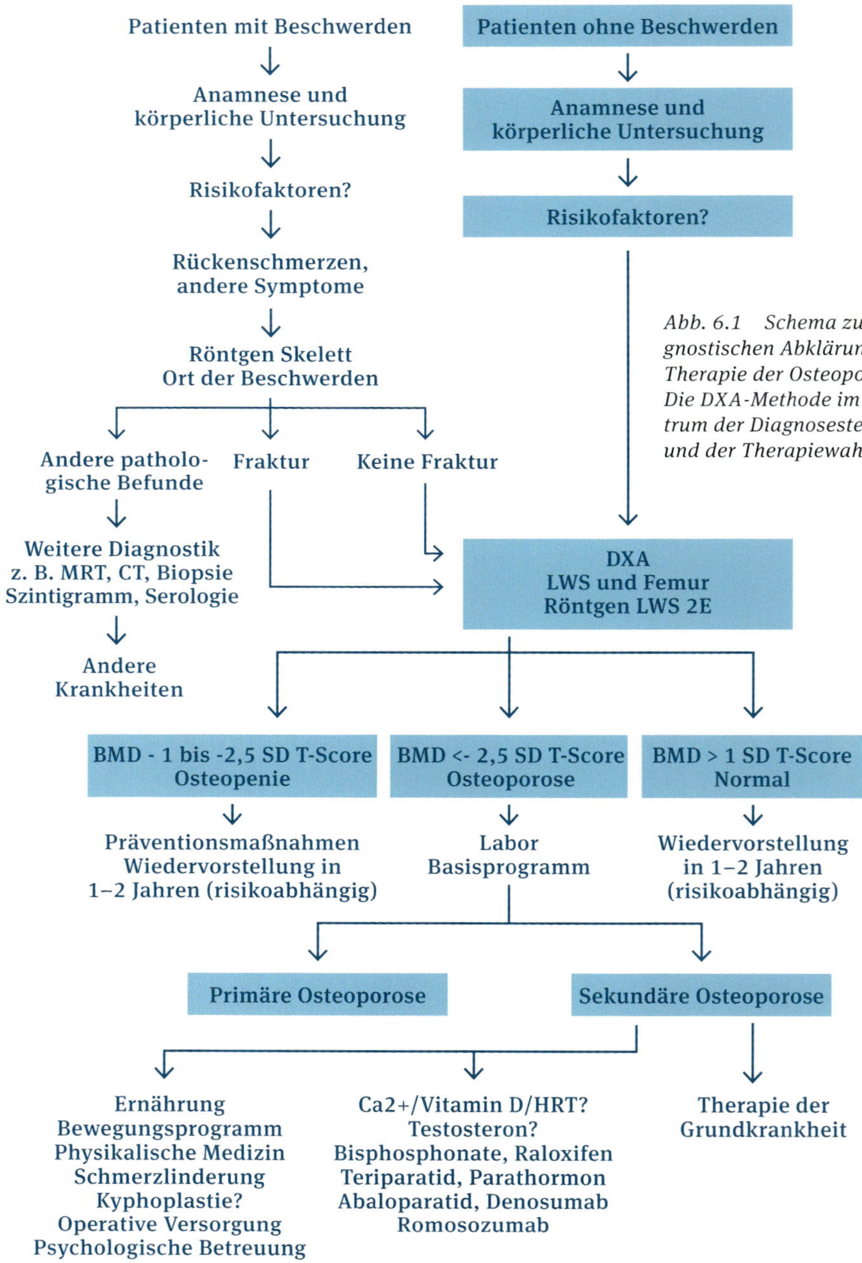

Abb. 6.1 Schema zur diagnostischen Abklärung und Therapie der Osteoporose. Die DXA-Methode im Zentrum der Diagnosestellung und der Therapiewahl.

Therapiekonzepte – das Wichtigste im Überblick

- Die »Säulen« der Osteoporosebehandlung sind: Ernährung, körperliches Training, Sturzprophylaxe, Schmerztherapie, Kalzium und Vitamin D, Antiosteoporotika, Monitoring, Rehabilitation und Selbsthilfe.
- Die Osteoporose ist eine chronische Erkrankung und bedarf auch nach erfolgreicher Therapie einer lebenslangen Kontrolle.
- Eine Vielzahl effektiver Medikamente, die nach ihrer antiresorptiven oder osteoanabolen Wirkung eingeteilt werden, steht zur Verfügung.
- Neuentwicklungen wie Romoszumab durchbrechen das »coupling« (Verknüpfung von An- und Abbauvorgängen) der Knochenzellen und wirken sowohl antiresorptiv als auch osteoanabol.
- Goldstandard in der medikamentösen Therapie sind nach wie vor stickstoffhaltige Bisphosphonate (BP), wobei eine intravenöse Applikation der oralen vorzuziehen ist.
- Die Wirksamkeit von Denosumab und Romosozumab wird durch eine vorausgehende Behandlung mit Bisphosphonaten abgeschwächt.
- Langzeitnebenwirkungen antiresorptiver Substanzen, etwa Kiefernekrosen (ONJ) oder atypische Oberschenkelschaftfrakturen (AFF), treten äußerst selten auf und Erstere können durch eine gute zahnärztliche Betreuung zusätzlich reduziert werden.

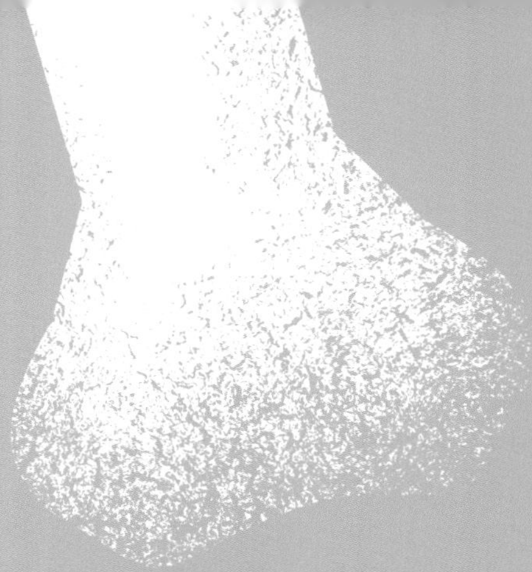

Kapitel 7

KALZIUM UND VITAMIN D

die Basis jeder Therapie

KALZIUM UND VITAMIN D

Kalzium und andere wertvolle Mineralien und Spurenelemente

Das Erreichen der maximalen Knochenmasse im jugendlichen Alter und das Bewahren des erreichten Kapitals im Alter hängen von einer ausreichenden Kalziumzufuhr über alle Lebensabschnitte ab. Die empfohlene tägliche Kalziummenge von ca. 1 g kann bei gesunden Personen über eine knochenbewusste Ernährung mit Milchprodukten erreicht, aber auch problemlos über eine angepasste Supplementierung ergänzt werden (Abb. 7.1).

Weitere wichtige Nahrungsbestandteile für gesunde Knochen sind **Magnesium** und vier **Spurenelemente**: Bor, Silizium, Zink und Kupfer. Magnesium spielt an mehreren Stellen des Vitamin-D-Stoffwechsels und in der Regulation des Parathormons eine Rolle. Eine Magnesiumsupplementierung ist jedoch nur bei Personen mit Magnesiummangel sinnvoll. Die empfohlene Tagesdosis von Magnesium beträgt 200–500 mg.

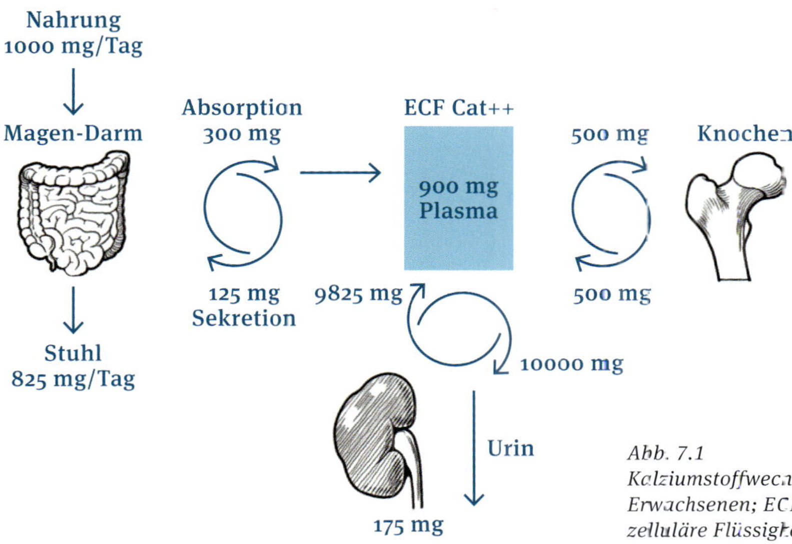

Abb. 7.1 Kalziumstoffwechsel des Erwachsenen; ECF = extrazelluläre Flüssigkeit

Vitamin D_3

Vitamin D gehört zur Gruppe fettlöslicher Vitamine, wie auch Vitamin A, E und K. Diese Vitamine können langfristig im Körper gespeichert werden (Abb. 7.2). Die Dosen von Vitamin D werden üblicherweise in internationalen Einheiten angegeben, wobei 40 IE Cholecalciferol 1 µg entsprechen. Die übliche Tagesmenge von 1000 IE entspricht daher 25 mg Vitamin D_3. Vitamin D wird entweder unter Sonnenbestrahlung in der Haut gebildet (Abb. 7.3) oder über die Nahrung zugeführt.

Abb. 7.2 Stoffwechselwege des Vitamin D. CaBP = kalziumbindendes Protein

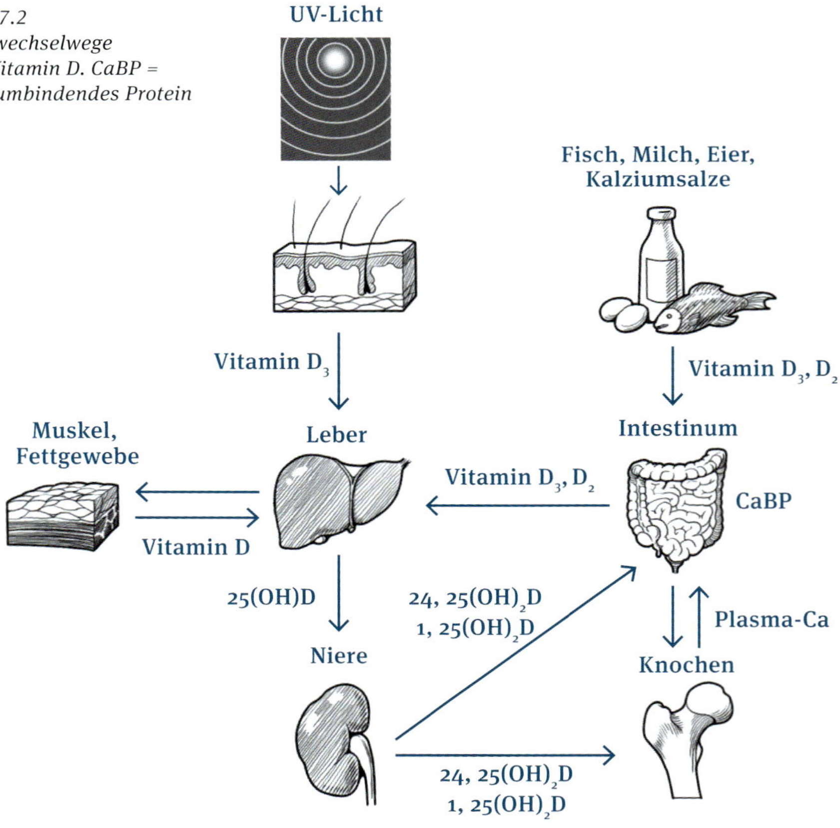

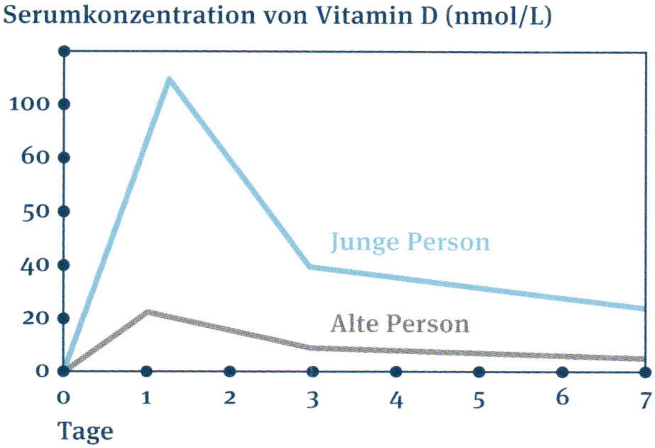

Abb. 7.3 Altersabhängige Abnahme der Vitamin D-Produktion in der Haut nach halbstündiger Sonnenexposition

Die Bestimmung von 25(OH)-D_3 im Serum ist der beste Labortest zur Beurteilung des Vitamin-D-Speichers:

■ niedriger Spiegel	< 100 nmol/l,
■ insuffizienter Spiegel (»insufficiency«)	25 – 50 nmol/l
■ Mangelzustand (»deficiency«)	< 25 nmol/l.

Erst in der Leber und nachträglich in der Niere wird das aufgenommene Vitamin D in die aktive Form umgewandelt, die dann am Vitamin-D-Rezeptor andockt und wirkt. Zielgewebe der aktivierten Vitamin-D-Formen sind Darm, Knochen, Niere, Keratinozyten, Monozyten, Lymphozyten und bestimmte Tumorzellen.

Die **empfohlene Tagesmenge** von Vitamin D_3 beträgt 400 – 800 IE, allerdings handelt es sich dabei um eine Erhaltungsdosis. Diese Menge reicht heute nicht mehr für den therapeutischen Einsatz, wo täglich zwischen 1000 und 3000 IE nötig sind.

Vitamin D ist ein fettlösliches Vitamin und soll daher mit einer fetthaltigen Mahlzeit eingenommen werden. Es kann täglich oder wöchentlich als Kapsel oder Öl verabreicht werden. Die Dosis richtet sich nach dem 25(OH)D_3-Spiegel im Blut.

Obwohl als »Vitamin« bezeichnet, ist Vitamin D ein Hormon, das im Körper synthetisiert werden kann, im Blut zirkuliert und die Aktivitäten verschiedener Zellsysteme reguliert. 1,25-$(OH)_2$-Vitamin D_3 (auch Calcitriol genannt) ist die biologisch aktive Form von Vitamin D und zählt zu den zentralen Regulatoren des Kalziumhaushalts mit vielfältigen **Effekten auf das Skelett**.

Vitamin D

- steigert die Kalziumabsorption aus dem Darm in die Blutbahn,
- vermindert die Kalziumexkretion über die Niere,
- steigert die Rekrutierung, Reifung und Aktivität der Knochenzellen,
- aktiviert die Osteoklasten und hält damit den extrazellulären Kalziumspiegel im Normbereich und
- steigert den Einbau des Kalziums in den Knochen (Mineralisation).

Weitere **extraossäre Nutzen** einer adäquaten Versorgung mit Vitamin D sind:

- Zunahme der Muskelmasse
- Verringerung des Fallrisikos
- Verbesserung der Koordination
- Senkung des systolischen Blutdrucks und Verbesserung der Herzinsuffizienz
- Senkung des Risikos für Brust- und Dickdarmkrebs
- Hauteffekte mit Wachstumshemmung und beschleunigter Reifung der Keratinozyten
- Effekte auf Zucker- und Fettstoffwechsel
- Synthesestimulation der endogenen antimikrobiellen Cathelicidine (Einsatz bei Tuberkulose)
- Antithrombotische Wirkung durch Aktivierung des Thrombomodulins
- Antiinflammatorische Wirkung, insbesondere bei immunologischen und allergischen Erkrankungen, auch bei HIV- Patienten

Ursachen für einen Kalzium-/Vitamin-D-Mangel bei älteren Personen sind:

- ungenügende Aufnahme von kalziumreicher Nahrung,
- eingeschränkte Absorption im Magen-Darm-Trakt,
- eingeschränkte Sonnenexposition über das ganze Jahr,
- eingeschränkte Vitamin-D-Synthese in der Haut und
- eingeschränkter Umbau von Vitamin D in die aktive Form.

Daher kann die Verordnung von 1000 mg Kalzium und 1000 IE Vitamin D täglich für die Prävention der postmenopausalen und senilen Osteoporose empfohlen werden (»1000er-Regel«). Der Zusammenhang von Kalzium, Vitamin D und Frakturrisiko ist in Abb. 7.4 ersichtlich.

In Deutschland leiden 20 % der älteren Menschen an einem schweren, etwa 50 % an einem leichten Vitamin-D-Mangel!

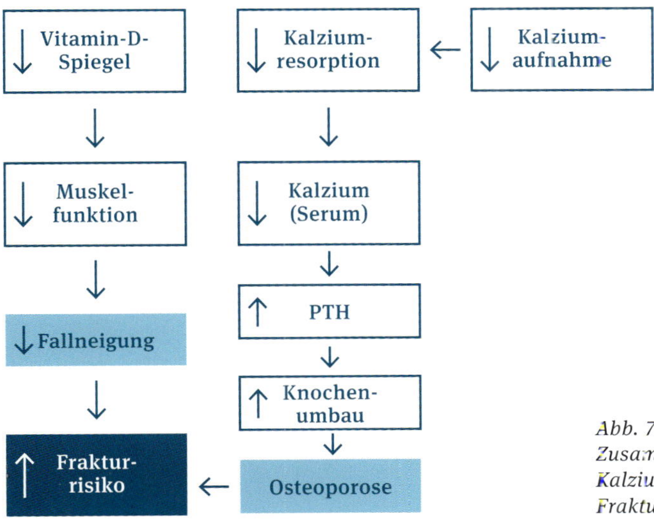

Abb. 7.4
Zusammenhang zwischen Kalzium, Vitamin D und Frakturrisiko

Aktive Vitamin-D-Metabolite

Hauptindikationen für die Verwendung aktiver Vitamin-D-Metaboliten sind vor allem die chronische Niereninsuffizienz, die Dialyse, chronische Lebererkrankungen, Transplantationen sowie juvenile und prämenopausale Osteoporosen. Calcitriol ist nur für die Therapie der renalen Osteopathie, Alfacalcidol für die Therapie der Osteoporose zugelassen.

Folgende Substanzen und Tagesdosierungen werden empfohlen:

- Alfacalcidol: Bondiol®, Doss®, EinsAlpha® 0,5–1 µg
- Calcitriol: Rocaltrol®, Decostriol® 0,5 µg

Die kombinierte Gabe von Vitamin D und Kalzium senkt das Frakturrisiko – insbesondere das Risiko für Hüftfrakturen – signifikant, während eine Monotherapie mit einer der beiden Substanzen diesen Effekt nicht zeigt.

Andere für den Knochen wichtige Vitamine

- **Vitamin K** ist ebenfalls ein wichtiges Vitamin für die normale Knochenbildung. Seine Zufuhr verringert laut Studien das Frakturrisiko. Vitamin K wird benötigt für die Bindung von Matrixproteinen an Hydroxylapatit. Auch die Kalziumausscheidung über die Niere wird reduziert. Die empfohlene Tagesdosis für Vitamin K beträgt 100–300 IE. Im Rahmen der Behandlung des Knochenschwunds bei Leberzirrhose kommt Vitamin K eine wichtige Bedeutung zu.
- **Vitamin C** wird für die Reifung und das »cross-linking« (Verknüpfung) der Kollagenmoleküle benötigt, stimuliert die Osteoblasten und begünstigt die Kalziumresorption. 60 mg ist die geringste tägliche Menge, idealerweise sollten 250–1000 mg zugeführt werden.

- **Vitamin A** darf mit Bezug auf den Knochen nicht überdosiert werden. Die Zufuhr von mehr als 1500 µg RE täglich hat in mehreren Studien ein erhöhtes Risiko für Oberschenkelhalsfrakturen gezeigt.
- **Vitamin B_{12}, Vitamin B_6** und **Folsäure** erwiesen sich ebenfalls als essenziell für den Erhalt der Knochendichte. Sie beeinflussen den Homozysteinspiegel, ein wichtiger Risikofaktor für Osteoporose und kardiovaskuläre Erkrankungen. Vitamin-B_{12}-Mangel korrelierte mit niedrigen Werten der Knochenformationsmarker. Patienten mit Vitamin-B_{12}-Mangel (zum Beispiel unter Pantoprazol-Einnahme) zeigten auch niedrigere Knochendichtewerte und ein höheres Frakturrisiko.

Kalzium und Vitamin D – das Wichtigste im Überblick

- Kalzium und Vitamin D müssen bei jeder medikamentösen Osteoporosetherapie ausreichend substituiert werden: »1000er-Regel« mit 1000 mg Kalzium und 1000 IE Vitamin D täglich.
- Die alternde Haut produziert bei Sonnenbestrahlung nur noch wenig Vitamin D. Wegen des Hautkrebsrisikos sollte im Alter grundsätzlich auf Sonnenbestrahlung verzichtet werden.
- Vitamin D hat auch extraossäre Wirkungen auf das Immunsystem, die Haut, den Blutdruck, die Muskelmasse und den Zucker- und Fettstoffwechsel. Außerdem senkt es das Risiko für Brust- und Dickdarmkrebs.
- Der Einsatz von aktiven Vitamin-D-Metaboliten ist nur bei Leber- und Nierenerkrankungen sowie bei transplantierten Patienten indiziert.
- Weitere Mineralien, Vitamine und Spurenelemente sind für einen gesunden Knochen essenziell.

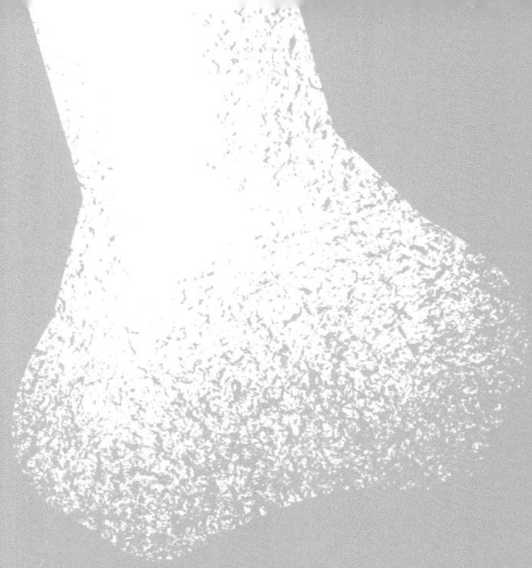

Kapitel 8

HORMONERSATZ-THERAPIE (HRT)

auch der Knochen profitiert

HORMONERSATZTHERAPIE IN DER POSTMENOPAUSE

Bereits Jahre vor der Menopause (»Perimenopause«) führt der zunehmende Östrogenmangel zu einem kontinuierlichen Knochenverlust. Ohne Hormonersatz verliert die Frau nach der Menopause jährlich bis zu 4 % Knochenmasse. Erst fünf bis acht Jahre nach der Menopause geht der jährliche Knochenverlust auf etwa 1 % zurück. Bei langfristiger Anwendung von Östrogen kann die Inzidenz für Hüftfrakturen, Wirbel- und Unterarmbrüche um etwa 50 % gesenkt werden. Die größten Effekte werden an der Wirbelsäule erzielt: Innerhalb von zwei Jahren HRT sind Zuwächse der Knochendichte von bis zu 10 % an der LWS und bis zu 4 % am Schenkelhals zu erzielen. Die Frau in der Menopause steht daher vor der weitreichenden Entscheidung, ob sie den Östrogenmangel ausgleichen und damit auch eine effektive Osteoporoseprophylaxe erzielen will **(»Hormone Replacement Therapy«, HRT)**. Die Entscheidung für oder gegen eine Hormonsubstitution sollte immer gemeinsam mit dem Gynäkologen diskutiert und getroffen werden.

Die Daten der **Women's Health Initiative Study** (WHI, 2003) haben den Sinn der HRT in der Prävention und Therapie der Osteoporose neu zur Diskussion gestellt. Diese Megastudie hat gezeigt, dass die HRT das Risiko vertebraler, nicht vertebraler und von Oberschenkelhalsfrakturen signifikant senkt. Damit wurde erstmals die Wirksamkeit von HRT bezüglich des Frakturrisikos belegt. Gleichzeitig aber hat die Studie zeigen können, dass kardiovaskuläre Erkrankungen und vor allem Brustkrebs unter HRT nach etwa vier Jahren zunehmen.

Als **Kontraindikationen** einer HRT gelten:

- Unklare vaginale Blutung
- Thromboseneigung
- Lungenembolie
- Nachweis eines Mammakarzinoms in der nahen Verwandtschaft
- Bluthochdruck

- Chronische und akute Lebererkrankungen
- Schwere Hypertriglyzeridämie
- Otosklerose
- Malignes Melanom

Trotz der wichtigen physiologischen und pathophysiologischen Rolle des Östrogens für die Knochengesundheit, wird Östrogen derzeit weder für die Therapie noch für die Prävention der Osteoporose empfohlen. Eine Ausnahme sind junge Patientinnen mit Anorexia nervosa. Bei Frauen, die Östrogen zur Behandlung klimakterischer Beschwerden einnehmen, hat Östrogen aber durchaus einen nützlichen Nebeneffekt zum Erhalt der Knochendichte und zur Reduktion des Frakturrisikos.

Orale Kontrazeptiva. Die Mehrheit der Studien mit kombinierten oralen Kontrazeptiva bei gesunden prämenopausalen Frauen ohne Östrogendefizit zeigt keinen Effekt auf die Knochendichte oder das Frakturrisiko. Lediglich bei niedrig dosierten oralen Kontrazeptiva wurde eine negative Auswirkung auf die Knochenmasse junger Frauen deutlich.

Phytoöstrogene

Unter dem Begriff Phytoöstrogene versteht man natürliche Östrogene, die in bestimmten Pflanzen vorkommen. Vor allem in der Sojabohne, in bestimmten Erbsen- und Bohnenarten, Tee, Milch und Bier sind **Isoflavone** und **Lignane** gespeichert, die in Phytoöstrogene umgewandelt werden. Diese Substanzen wirken zwar 1000-mal schwächer als Östrogen, haben aber trotzdem einen spürbaren positiven Einfluss auf die lästigen Symptome der Menopause. Ein weiterer Vorteil ist, dass sie wie Östrogen auf den Körper wirken, aber keine tumorauslösende Wirkung haben sollen.

Selektive Östrogenrezeptormodulatoren (»SERMs«)

In den letzten Jahren werden immer mehr östrogenartige Substanzen eingesetzt. Dabei handelt es sich um Substanzen, die zwar keine Hormone sind, aber in mancherlei Hinsicht wirken wie Östrogen, nur ohne dessen Nebenwirkungen. Die genaue Bezeichnung ist »Östrogenrezeptor-Agonisten/Antagonisten«; im Amerikanischen werden sie »Selective Estrogen Receptor Modulators« (SERMs) genannt.

Tamoxifen. Tamoxifen wird bei Frauen mit Brustkrebs eingesetzt und wirkt auf das Brustgewebe wie ein Antiöstrogen. Auf andere Organe hingegen wirkt es wie Östrogen. Gestreute Tumorzellen des Brustkrebses, die noch Östrogenrezeptoren auf der Zelloberfläche aufweisen, werden durch Tamoxifen in ihrem Wachstum gebremst. Auf Knochen, Leber und in Bezug auf den Fettstoffwechsel hingegen verhält sich Tamoxifen wie ein Östrogen.

Raloxifen. Diese positive Wirkung auf den Knochen wurde mit dem Raloxifen weiterentwickelt. Es zeigt keine Wirkung auf das Brustgewebe und die Gebärmutter, aber eine positive auf Knochen und den Fettstoffwechsel. Auf zellulärer Ebene werden vor allem die Osteoklasten supprimiert. Eine Studie hat gezeigt, dass Raloxifen das Risiko für das Erstauftreten einer Wirbelkörperfraktur im Vergleich zur Kontrollgruppe nahezu halbiert (MORE-Studie). Extravertebrale Frakturen werden jedoch nicht signifikant beeinflusst. Das Risiko, an Brustkrebs zu erkranken, nimmt unter Raloxifen deutlich ab (54–74%). Der Einsatz von Raloxifen ist gegenwärtig vor allem bei erhöhtem Mammakarzinomrisiko und bei Patientinnen nach Mammakarzinom eine geeignete Therapieoption. Zugelassen ist das Medikament für die Prävention und Therapie der postmenopausalen Osteoporose.

Raloxifen hat eine dreifach positive Wirkung: Es stärkt den Knochen, mindert das Brustkrebsrisiko und senkt den Cholesterinspiegel.

Testosteron

Tritt bei einem jungen Mann ein auffallender Knochenschwund auf, so muss immer an eine sekundäre Osteoporose gedacht werden. In Frage kommen die Osteogenesis imperfecta und der Hypogonadismus. Die Therapie der Wahl beim Hypogonadismus ist der frühe Beginn der Behandlung mit Testosteron. Sie kann zum Wiederaufbau der Knochendichte mit anderen Medikamenten kombiniert werden.

Anabolika

Der mögliche Nutzen von Anabolika bei Osteoporose ist seit Langem bekannt und auf den anabolen Effekt auf die Muskulatur zurückzuführen. Auch eine direkte Wirkung auf die knochenaufbauenden Zellen ist beschrieben. Sinnvoll ist die Anwendung von Anabolika bei muskelschwachen bis zu kachektischen Patienten.

Besonders bei älteren Personen geht der Knochenschwund (Osteoporose) mit einem gleichzeitigen Muskelschwund (Sarkopenie) einher. Daher spricht man von einer »Osteosarkopenie«.

Hormonersatztherapie (HRT) – das Wichtigste im Überblick

- Die Hormonersatztherapie (HRT) und selektive Östrogenrezeptormodulatoren (SERMs) haben bei Östrogenmangel-Situationen einen positiven Effekt auf das Skelett.
- Allerdings ist der Einsatz von HRT aufgrund der bekannten Nebenwirkungen (zum Beispiel Thromboseneigung, Brustkrebsrisiko) in der Behandlung der Osteoporose eingeschränkt, in der Regel »for symptoms only«.
- HRT kann als erste Wahl für den Schutz der Knochengesundheit bei Mädchen mit Anorexia nervosa eingesetzt werden.
- SERMs wie zum Beispiel Raloxifen sind sinnvoll bei postmenopausalen Frauen mit gering ausgeprägter Osteoporose und erhöhtem Brustkrebsrisiko.
- Testosteron ist die Therapie der Wahl beim Hypogonadismus des Mannes.
- Anabolika haben einen anabolen Effekt auf die Muskulatur und damit auf den Knochen. Vor allem muskelschwache und kachektische Patienten profitieren davon.

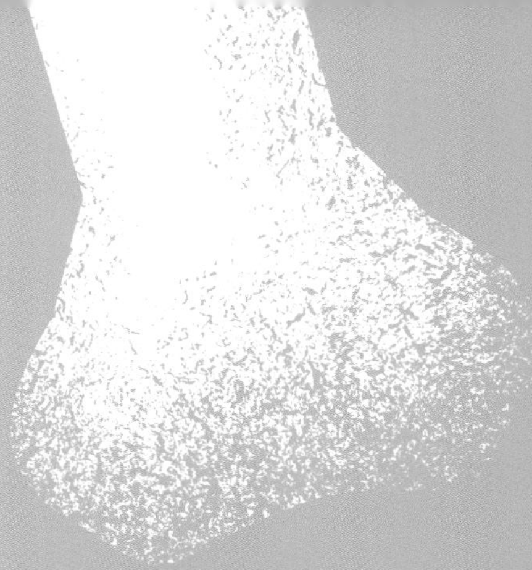

Kapitel 9

»ANTIRESORPTIVE« MEDIKAMENTE

immer noch der Goldstandard

MEDIKAMENTE, DIE DEN KNOCHENABBAU STOPPEN

Unter dem Begriff der **antiresorptiven Medikamente** werden Substanzen zusammengefasst, die vor allem den Knochenabbau reduzieren: die Gruppe der Bisphosphonate (BP) und der Antikörper Denosumab. Während die Bisphosphonate vor allem den Stoffwechsel der Osteoklasten hemmen, reduziert Denosumab den Übergang der Vorstufen der Osteoklasten zum aktiven reifen Osteoklasten. Bei beiden Mechanismen wird der Knochenabbau wesentlich stärker gehemmt als der Knochenaufbau, somit kommt es zu einer Zunahme der Knochendichte und zu einer Abnahme des Frakturrisikos. Diese positive Wirkung auf den Knochen konnte in zahlreichen globalen Therapiestudien demonstriert werden.

Bisphosphonate (BP)

Eine neue Ära der Behandlung von Knochenkrankheiten begann vor 30 Jahren mit der Einführung der **»Bisphosphonate« (BP)**. Diese Substanzen werden exklusiv auf der Oberfläche des Knochens angereichert (Abb. 9.1), von den Osteoklasten phagozytiert und hemmen deren Stoffwechsel. Dadurch wird der Knochenabbau reduziert. Bei der Osteoporose hemmen sie den Knochenabbau und führen damit zu einer positiven Knochenbilanz. Die stickstoffhaltigen BP gehören zu den effektivsten Medikamenten (»first line«) in der Behandlung aller Formen der Osteoporose, sowohl bei Frauen als auch bei Männern, bei jungen und alten Menschen, bei angeborenen und erworbenen, primären und sekundären, »high-« und »low turnover«-, prä-, peri- und postmenopausalen Osteoporosen und sogar bei Kindern (in pädiatrisch/osteologischen Zentren).

Die BP zirkulieren einige Stunden unverändert im Blut, binden sich teilweise an Albumin, werden im Knochen abgelagert und nur ein kleiner Anteil wird über die Niere wieder ausgeschieden. Eine Metabolisierung im Körper findet nicht statt. Eine Interaktion mit anderen Medikamenten ist nicht bekannt. Die **intestinale Resorption** ist gering und

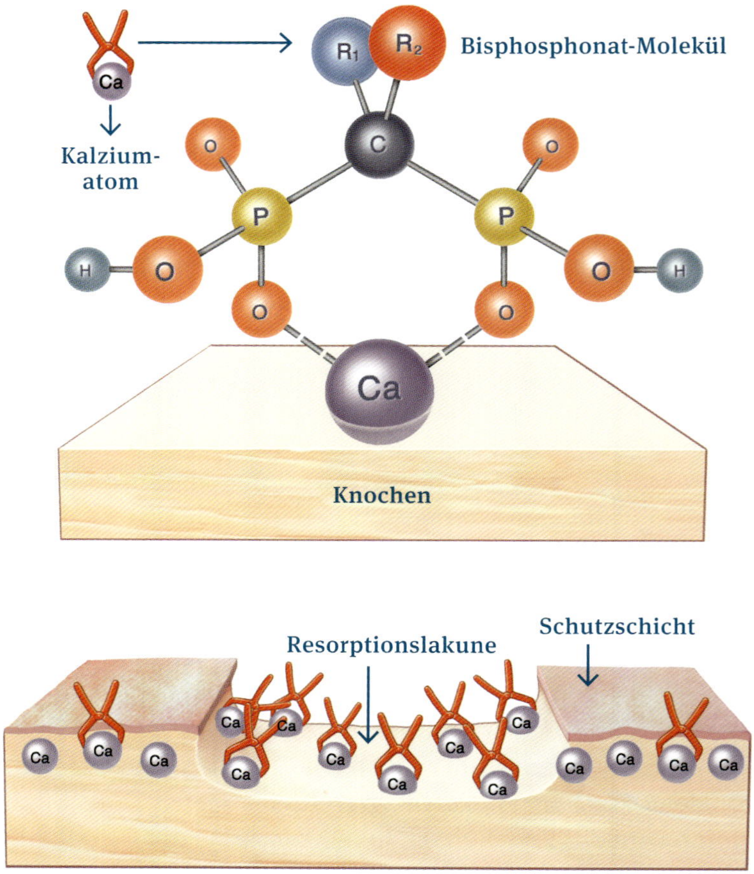

Abb. 9.1 Die BP-Moleküle unterscheiden sich nur durch den Ligand R1 und werden in dieser Graphik als kleine Zangen abgebildet. Sie lagern sich bevorzugt in den Resorptionslakunen und auf der »wunden«, ungeschützten Knochenoberfläche ab, werden dort von Osteoklasten phagozytiert und supprimieren deren Stoffwechsel. Das BP-Molekül hat die Form einer Zange, die sich auf der Knochenoberfläche an Kalziumatomen »festbeißt« und dort einige Monate aktiv ist. Osteoklasten nehmen bei ihrer Arbeit das BP auf und werden über den Stoffwechsel in ihrer Aktivität gehemmt (antiresorptive Wirkung).

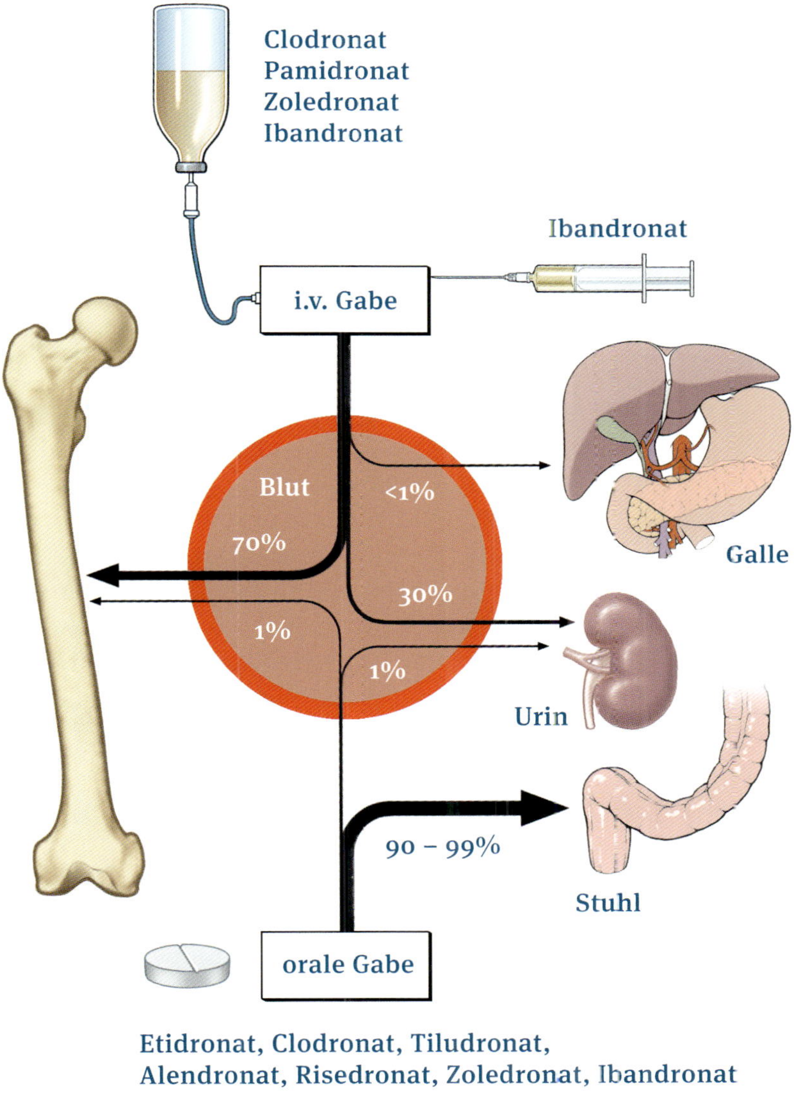

Abb. 9.2 Verteilung der BP im Körper mit extrem unterschiedlichen Aufnahmewerten bei oraler und intravenöser Gabe

beträgt < 1% – ein Argument für die bevorzugte Anwendung intravenöser (i. v. Gabe) BP (Abb. 9.2)!

Nebenwirkungen sind nur sehr selten schwerwiegend: Bekannt sind gastrointestinale Beschwerden bei oraler Gabe und eine »Akute-Phase-Reaktion« bei der ersten intravenösen Gabe. Bei Patienten mit ausgeprägter Niereninsuffizienz (GFR <30ml/min) soll grundsätzlich kein BP mehr gegeben werden. Eine gute Hydrierung und Überwachung der Nierenfunktion vor und nach Gabe einer BP-Infusion wird empfohlen.

Vor Beginn einer Behandlung mit BP: Kontrolle des Zahnstatus und der Nierenfunktion!

In den letzten Jahren wurden Fallberichte von **atypischen Femurfrakturen (AFF)** unter Langzeittherapie mit BP publiziert. Häufig gehen prodromale Oberschenkelschmerzen voraus (Ermüdungsfrakturen?). Es ist daher ratsam, Frauen nach einer Langzeittherapie mit einem BP nach drei bis fünf Jahren zu kontrollieren. **Kiefernekrosen (ONJ)** treten vor allem bei immunsupprimierten Tumorpatienten und hohen intravenösen Dosen auf. Die um das zehnfach niedrigere Dosierung bei Patienten mit Osteoporose verursacht nach den Daten eines Fallregisters äußerst selten Kieferprobleme.

Bei Kindern und Jugendlichen wurden bisher unter der Gabe von BP keine Kiefernekrosen beobachtet!

Die ASBMR (»American Society of Bone and Mineral Research«) geht von einer ONJ-Inzidenz von 1 in 10 000 bis 100 000 Patientenbehandlungsjahren aus. Davon traten 90 % der ONJ bei Tumorpatienten auf, die wesentlich höhere Dosen in kürzeren Intervallen verabreicht bekamen. Die Inzidenz kann mit Vorsorgemaßnahmen und in Zusammenarbeit mit den Zahnärzten weiter deutlich reduziert werden.

Werden diese Risikogruppen engmaschig und interdisziplinär überwacht, so ergibt sich in der Osteoporosetherapie unter BP oder Denosumab eine geschätzte Häufigkeit von 1 Ereignis pro 1 000 000 Patientenjahren. Der Nutzen (Frakturreduktion) überwiegt den Schaden durch Nebenwirkungen (ONJ und AFF) bei Weitem!

Als **Kontraindikationen bei BP** gelten Schwangerschaft und Stillzeit, obwohl in diesem Zusammenhang bisher keine Nebenwirkungen bekannt sind. Ob BP überhaupt klinisch relevant plazentagängig sind, ist umstritten und leider wenig untersucht.

Denosumab

Wirkung und Anwendung von Denosumab. Denosumab blockiert durch seine Bindung an RANKL die Differenzierung und Fusionierung der Osteoklasten, reduziert die Knochenresorption und steigert dadurch die Knochenmasse (Abb. 9.3). Denosumab wird nur zweimal im Jahr subkutan gespritzt und ist gut verträglich. Der große Vorteil gegenüber

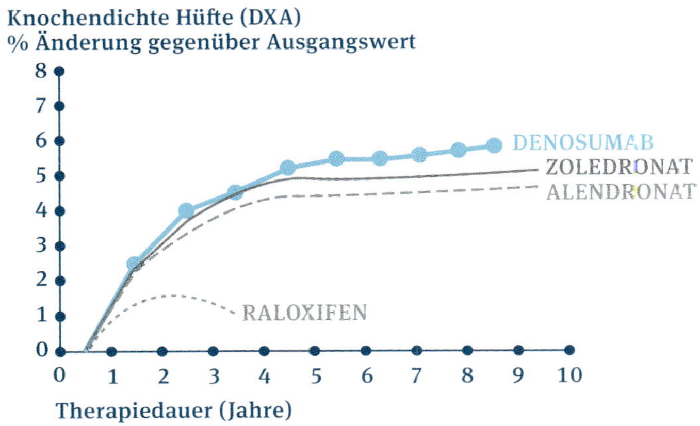

Abb. 9.3 Prozentuale Zunahme der Knochendichte (DXA Hüfte) ab Ausgangswert unter Therapie mit Denosumab, Zoledronat, Alendronat und Raloxifen

den BP liegt darin, dass es auch bei niereninsuffizienten Patienten und ohne Dosisreduktion (kurze Halbwertszeit!) gegeben werden kann. In der Onkologie wurden unter Denosumab ebenfalls Kiefernekrosen und atypische Femurfrakturen beobachtet, in der Häufigkeit vergleichbar mit Zoledronat. Bei Absetzen einer Therapie mit Denosumab kommt es zu einem raschen Verlust der gewonnenen Knochendichte und damit zu einem erneuten Anstieg des Frakturrisikos **(»Rebound-Effekt«)**. Die Knochendichte geht wieder auf den Ausgangswert zurück und der Schutz gegen Wirbelfrakturen ist bereits innerhalb eines Jahres verloren. Eine Fortführung der Therapie mit einem BP (zum Beispiel Zoledronat per Jahresinfusion oder Alendronat per Wochentablette) drei bis sechs Monate nach der letzten Denosumab-Gabe wird gefordert. Damit können die Gewinne von Knochendichte unter Denosumab konserviert werden.

Nebenwirkungen von Denosumab. Denosumab kann zu einem Abfall des Serum-Kalziumspiegels führen. Ein Kalzium- und Vitamin-D-Mangel muss daher vor Therapiebeginn ausgeschlossen oder behandelt sein. Die häufigsten Nebenwirkungen bei postmenopausalen Frauen waren Rückenschmerz, Schmerz in den Extremitäten, Hypercholesterinämie, muskuloskelettale Schmerzen, Zystitis, Bronchitis und Dermatitis.

»Antiresorptive« Medikamente – das Wichtigste im Überblick

- Bisphosphonate (BP) hemmen den Stoffwechsel der Osteoklasten und sind potente Inhibitoren der Knochenresorption.
- Die modernen stickstoffhaltigen BP (zum Beispiel Zoledronat, Ibandronat) sind erste Wahl (»first line«) in der medikamentösen Behandlung der Osteoporose.
- Die wöchentliche oder monatliche Einnahme von oralen BP hat die Einnahmetreue (»Compliance«) deutlich verbessert. Die intravenöse Gabe (jährlich, vierteljährlich) hat die Applikation nochmals vereinfacht.
- Denosumab als monoklonaler Antikörper gegen RANKL hemmt die Rekrutierung und Differenzierung der Osteoklasten.
- Langzeitnebenwirkungen wie Kiefernekrosen oder Femurschaftfrakturen sind in der Behandlung der Osteoporose extrem selten und nicht nur auf die BP beschränkt.
- Nach dem Absetzen von Denosumab kommt es zu einem raschen Abfall der Knochendichte (»rebound«). Die Fortsetzung der Therapie mit einem BP zur Konservierung der gewonnenen Knochendichte ist daher obligat.
- Denosumab kann auch bei Niereninsuffizienz ohne Dosisanpassung gegeben werden.

Kapitel 10

»OSTEOANABOLE« MEDIKAMENTE

für Patienten mit schwerer Osteoporose

MEDIKAMENTE, DIE DEN KNOCHENAUFBAU STEIGERN

Bei Patienten mit ausgeprägtem Knochenverlust, zerstörter Mikroarchitektur und multiplen Frakturen finden antiresorptive Medikamente ungenügende Angriffsmöglichkeiten. Hier kommen **osteoanabole Substanzen** zum Einsatz, die den Knochenaufbau stimulieren und die verloren gegangene Knochenstruktur wiederaufbauen können (Abb. 10.1).

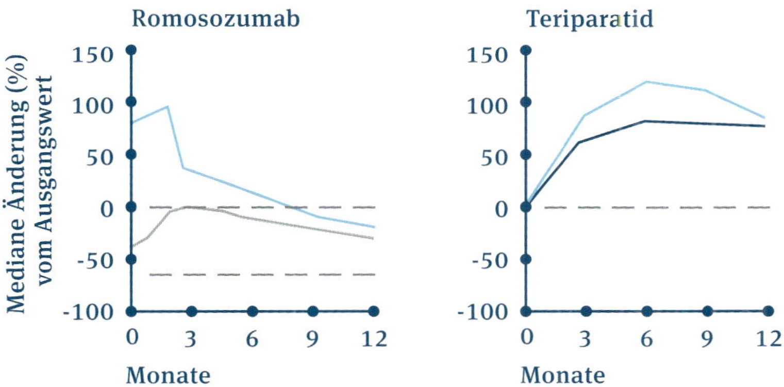

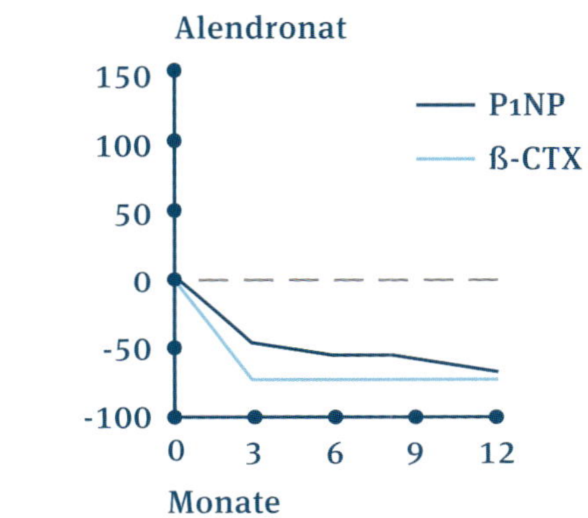

Abb. 10.1
Verlauf der biochemischen Marker des Knochenumbaus während der Therapie mit subkutanen Injektionen von Romosozumab (210 mg/Monat) und Teriparatid (20 µg/Tag) sowie mit der Wochentablette Alendronat (70 mg/Woche) für ein Jahr. Romosozumab steigerte die Knochenformation und reduzierte die Knochenresorption, Teriparatid erhöhte sowohl Resorption als auch Formation, während Alendronat sowohl Formation als auch Resorption reduzierte. P1NP = Knochenformationsmarker, β-CTX=Knochenresorptionsmarker

Derzeit haben drei Substanzen die Zulassung: **Teriparatid**, ein Parathormon-Analogon mit den Aminosäuren 1–34, 20 µg subkutan täglich gespritzt, **Abaloparatid**, ein selektiver Aktivator des Parathormonrezeptors Typ 1, 80 µg subkutan täglich gespritzt, und **Romoszumab**, ein Antikörper und Inhibitor des Sklerostin, 210 mg monatlich subkutan gespritzt.

Teriparatid

Bis zur Einführung der »**Peptide der Parathormonfamilie**« waren die für Prävention und Therapie der Osteoporose zugelassenen Medikamente ausschließlich antiresorptive Substanzen. Anabole Substanzen stimulieren dagegen primär die Osteoblasten und Stromazellen, die wiederum über Zytokine die Osteoklasten stimulieren. Diese Substanzen aktivieren daher den gesamten Knochenumbauzyklus. Die relativ stärkere Aktivierung des osteoblastischen Knochenanbaus führt zu einer steten Zunahme der kortikalen, wie spongiösen Knochenmasse (»anabolic window«), in der Regel verknüpft mit einer Zunahme der Knochenfestigkeit und Abnahme des Frakturrisikos. Bei den effektiven und für die Behandlung der Osteoporose zugelassenen osteoanabole Medikamente sind derzeit nur das **Teriparatid** (1–34) auf dem Markt; das Parathormon (1–84) wurde vom Hersteller wieder aus dem Handel gezogen. Die Wirkung des Parathormons bei kontinuierlicher (physiologischer) und pulsativer (pharmakologischer) Verabreichung auf die Knochenzellen ist unterschiedlich. Teriparatid erhöht bei intermittierender Applikation die Knochendichte, Knochenbelastbarkeit und Verknüpfung der Knochenbälkchen, mit der Konsequenz einer Risikoreduktion vertebraler und nicht vertebraler Frakturen. Es ist noch ungeklärt, warum sich niedrige intermittierend verabreichte Dosen so dramatisch von einer kontinuierlichen Verabreichung unterscheiden, was den Effekt auf die Knochenzellen betrifft. Kürzlich konnte gezeigt werden, dass Teriparatid die Osteoblastenapoptose reduziert, damit die Überlebenszeit der Osteoblasten verlängert und die Kollagenproduktion erhöht. Als **Indikationen** für den Einsatz von Teriparatid gelten:

- Patienten, deren Knochendichte unter Bisphosphonaten abfällt
- Patienten, bei denen unter Bisphosphonaten weitere Frakturen auftreten
- Patienten, bei denen der T-Score unter Therapie weiter sehr niedrig ist
- Patienten, die orale Bisphosphonate nicht vertragen

Rückenschmerzen, Übelkeit, Kopfschmerzen und orthostatische Hypotonie waren die auffallendsten **Nebenwirkungen**, traten jedoch nur selten und dosisabhängig auf. Weniger als 5 % der Patienten zeigten eine Erhöhung des Serum-Kalziumspiegels, jedoch war in keinem Fall eine symptomatische Hyperkalzämie zu beobachten. Ferner muss betont werden, dass bei Patienten keine osteogenen Sarkome beobachtet wurden. Als Nachteil in der Anwendung erwies sich die Notwendigkeit der täglichen subkutanen Injektionen. Als **Gegenanzeigen** gelten:

- Vorbestehende Hyperkalzämie
- Schwere Niereninsuffizienz
- Metabolische Knochenkrankheiten, mit Ausnahme der primären Osteoporose
- Ungeklärte Erhöhung der alkalischen Phosphatase
- Vorausgegangene Strahlentherapie des Skeletts
- Schwangerschaft und Stillzeit

Die Therapiedauer von Teriparatid ist in Europa auf 18 Monate und in den USA auf 24 Monate beschränkt worden.

Abaloparatid

Abaloparatid aktiviert einen Parathormonrezeptor auf der Zelloberfläche von Osteoblastenvorläuferzellen und verlängert dadurch sowohl die Lebensdauer als auch die Anzahl der Osteoblasten. In der Folge wird die Knochenformation gesteigert und die Knochenarchitektur innerhalb weniger Monate wiederhergestellt. Die Knochenumbauparameter steigen unter dieser Therapie rasch an, wobei der Knochenaufbau proportional stärker gefördert wird als der Knochenabbau. Studien haben unter Abaloparatid eine deutliche Verbesserung des trabekulären und kortikalen Knochens gezeigt, sowohl an der Wirbelsäule als auch an der Hüfte. Die Wirkung von Abaloparatid übertraf hinsichtlich der Zunahme der Knochendichte und der Reduktion des Frakturrisikos sogar die von Teriparatid.

Sklerostin-Antikörper (Romosozumab)

Es handelt sich um einen Antikörper gegen Sklerostin, das im Knochen von Osteozyten produziert wird. Sklerostin hemmt die Knochenbildung und fördert den Knochenabbau. Bei gesunden Frauen und Männern bewirkt Anti-Sklerostin daher ein Ansteigen der Knochenformations- und eine Abnahme der Knochenresorptionsmarker (Serum CTX); (Abb. 10.1). Die Hemmung der Produktion bzw. der Aktivität von Sklerostin führt zu einer deutlichen Zunahme der Knochendichte, sowohl an der Lendenwirbelsäule als auch der Gesamthüfte. Im Gegensatz zu Parathormon hemmt Romosozumab die Knochenresorption und führt zu einer deutlichen Zunahme der Knochendichte (Abb. 10.2).

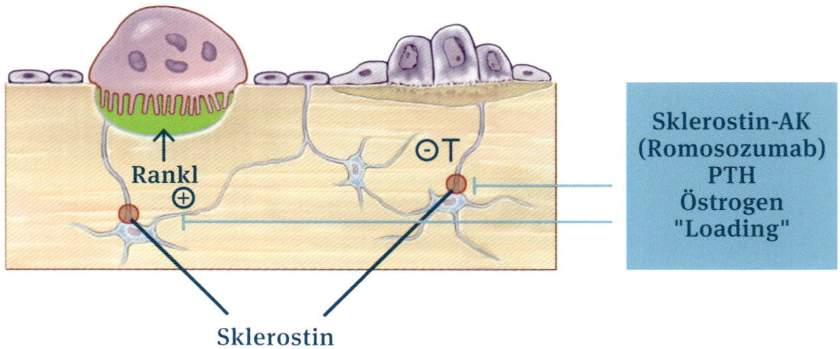

Abb. 10.2 Wirkung von Romosozumab (Evenity®) über die Sklerostinblockierung auf Osteoklasten und Osteoblasten. »loading« = Übungen, bei denen Kraft oder Zug auf den Knochen ausgeübt wird

Sklerostin-Antikörper steigern nicht nur den Knochenanbau, sondern hemmen gleichzeitig auch den Knochenabbau (»duale Wirkung«). Das führt bereits nach einem Jahr zu einer eindrucksvollen Zunahme der Knochendichte. Nach Beendigung der Therapie kommt es wie bei Denosumab zu einem raschen Abfall der Knochendichte bis hin zum Ausgangswert vor der Therapie. Die Anschlusstherapie mit einem potenten BP ist daher obligat.

Die Abnahme der osteoklastischen Knochenresorption erklärt sich durch den inhibitorischen Effekt des Antikörpers auf die Produktion von RANKL in den Osteozyten. Zu Therapiebeginn ist Romosozumab eine rein anabole Substanz, während im weiteren Verlauf eine milde antiresorptive Wirkung im Vordergrund steht. Allerdings nimmt die anabole Wirkung in den klinischen Studien nach zwei bis drei Monaten langsam ab, sodass im weiteren Verlauf eine milde antiresorptive Wirkung im Vordergrund steht.

Die Knochendichte nahm unter Romosozumab an Wirbelsäule und Hüfte signifikant zu, stärker sogar als unter Gabe von Parathormon oder Bisphosphonaten. Bereits nach einem Jahr Therapie mit Romosozumab nahm das Risiko für Wirbelbrüche um mehr als 60 % ab. Der Antikörper wurde gut vertragen. Die empfohlene Dosis beträgt einmal monatlich 210 mg Romosozumab (als zwei subkutane Injektionen von je 105 mg verabreicht) über einen Zeitraum von zwölf Monaten. Die Patienten sollten vor und während der Behandlung ausreichend Kalzium und Vitamin D einnehmen. Ein abgelaufener Herzinfarkt und ein Schlaganfall bzw. ein hohes Risiko für diese beiden Krankheiten müssen vorher ausgeschlossen sein.

Durch seine potente und duale Wirkung geht Romosozumab mit einem gesteigerten Kalziumbedarf für die Mineralisierung der neu gebildeten Knochensubstanz einher. Eine ausreichende Gabe von Kalzium und Vitamin D ist daher besonders zu beachten.

Kontraindikation: Romosozumab ist nicht für die Anwendung in der Schwangerschaft und Stillzeit indiziert. Osteonekrosen des Kiefers oder Oberschenkelschaftfrakturen wurden bei Patienten unter Romosozumab extrem selten berichtet.

Romosozumab ist wie Denosumab und Abaloparatid eine **reversible Therapie (»Rebound-Effekt«)**. Der Gewinn an Knochendichte unter diesem Medikament wird nach Abbruch der Therapie schnell wieder verloren. Die Anschlusstherapie mit einem BP wird daher empfohlen.

»Osteoanabole« Medikamente – das Wichtigste im Überblick

- Osteoanabole Substanzen kommen bei Patienten mit hohem Frakturrisiko zum Einsatz, um die zerstörte Mikroarchitektur des Skeletts so rasch wie möglich wieder aufzubauen.
- Teriparatid und Abaloparatid steigern den Knochenaufbau und reduzieren das Risiko für vertebrale und nicht vertebrale Frakturen. Ihr Nachteil ist das tägliche Spritzen unter die Haut und die Beschränkung des Therapiezeitraums auf 24 bzw. 18 Monate.
- Romosozumab bewirkt eine Blockierung des Sklerostin mit der Folge einer anabolen Wirkung in den ersten Monaten. Später überwiegt eine milde antiresorptive Wirkung (Fehlen des unerwünschten »coupling«!).
- Romosozumab wird in einer Dosis von 210 mg monatlich subkutan über ein Jahr verabreicht. Nach einem Jahr Therapie mit Romosozumab empfiehlt sich die Folgetherapie mit einem stickstoffhaltigen BP, um einen Verlust der gewonnenen Knochenmasse zu verhindern.

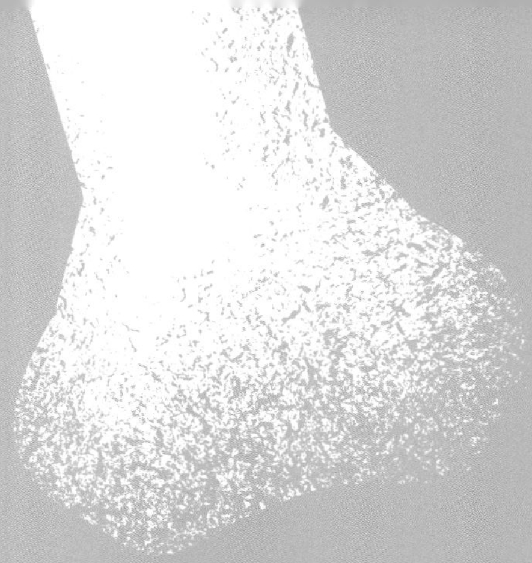

Kapitel 11

MONITORING

Überwachung und Anpassung der Therapie obligat

VERBESSERUNG DER EINNAHMETREUE

Schlechte Medikamententreue ist einer der limitierenden Faktoren in der Behandlung chronischer Erkrankungen. Dies gilt vor allem für die Osteoporose, die im frühen Stadium symptomlos verläuft und den Patienten unter Therapie kein kurzfristiges Erfolgserlebnis erkennen lässt. Dabei bedarf es einer Langzeitbehandlung von drei bis fünf Jahren, um Knochenbrüchen vorzubeugen. Zudem wird ein allein gelassener Patient beim Lesen des Beipackzettels oft durch die denkbar möglichen Nebenwirkungen verunsichert, sodass er die Tabletten häufig absetzt, ohne den Arzt über seine Entscheidung zu informieren. Wichtige Faktoren für eine **ungenügende Einnahmetreue** sind:

- Komplexität der Einnahmevorschrift
- Auftreten von Nebenwirkungen
- Häufigkeit der Einnahme
- Angst vor möglichen Nebenwirkungen
- Fehlendes Bewusstsein für die Notwendigkeit und Wirksamkeit der Behandlung

In einer deutschen Studie haben 54–72 % der Patienten das orale Bisphosphonat nach einem Jahr nicht mehr eingenommen. Ungefähr 20 % hörten sogar bereits nach einem Monat selbstständig mit der Behandlung auf, ohne den behandelnden Arzt darüber zu informieren. Die Einführung der Wochen- und Monatstablette hat gegenüber der Tagestablette eine deutliche Verbesserung der Einnahmetreue bei den oralen BP bewirkt.

Monitoring antiresorptiver Therapie

Es ist bekannt, dass die Verbesserung der Knochenfestigkeit (»bone strength«) unter antiresorptiven Substanzen nur zum Teil mit der Zunahme der Knochendichte zu erklären ist. Neben der Knochendichte (Abb. 11.1) sind als wichtige Faktoren der Knochenfestigkeit vor allem Veränderungen der Knochenarchitektur, des Knochenumbaus und des Knochenmaterials zu berücksichtigen. Der Vorteil der **Knochenmarker** im Monitoring besteht darin, dass bereits nach ein bis drei Monaten »non-responder« erkannt werden können. Die **LSC** (»least significant change«) beträgt bei Formationsmarkern 25 % und bei den Resorptionsmarkern 40–65 %. Fällt der Resorptionsmarker gegenüber dem Ausgangswert also um etwa ein Drittel ab, so kann gefolgert werden, dass:

- der Patient das Medikament einnimmt,
- die Substanz resorbiert wird,
- ein biologischer Effekt am Knochen vorliegt.

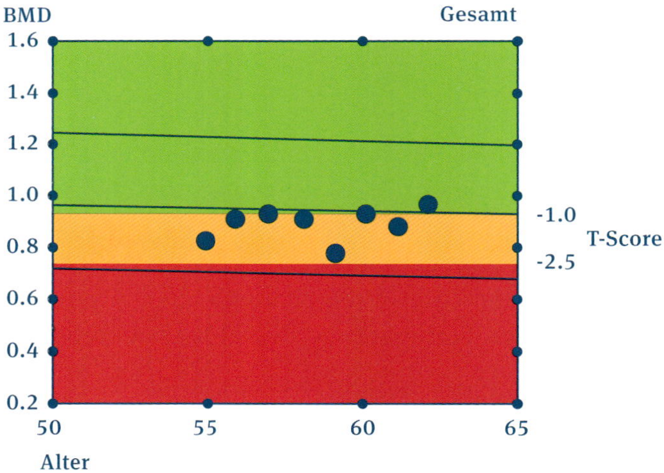

Abb. 11.1 Patient unter Glukortikoidtherapie, unter Behandlung mit Denosumab. »Drug holiday« nach drei Jahren mit abruptem Verlust der gewonnenen Knochendichte im folgenden Jahr. Fortführung der Therapie mit einem intravenösen Bisphosphonat und Anstieg in den normalen Bereich der Knochendichte; DXA Hüfte gesamt.

Monitoring osteoanaboler Therapie

Wenn sich der zu messende Knochen unter einer osteoanabolen Therapie vom Volumen her vergrößert, so wird die DXA-Messung die reale Zunahme der Knochenmasse (»bone mineral content«, BMC) nicht erkennen und einen niedrigeren Wert errechnen. Die niedrigere Knochendichte in der DXA-Messung ist nicht durch Verlust der Knochenmasse, sondern durch Vergrößerung des Knochenareals verursacht. Bei richtiger Interpretation ist die DXA-Messung als »Goldstandard« aber auch bei osteoanaboler Therapie für das Monitoring brauchbar.

Therapiedauer und Therapiepause (»drug holiday«)

Die empfohlene Dauer einer Therapie mit BP oder Denosumab beträgt je nach Schweregrad der Osteoporose mindestens drei bis fünf Jahre und sollte individuell fortgesetzt werden. Der Therapiezeitraum von einem Jahr sollte nicht unterschritten werden. Nach Absetzen der BP-Therapie sollte die Zufuhr von Kalzium und Vitamin D zur Mineralisierung des neu gebildeten Knochens und als Erhaltungstherapie unverändert weiter erfolgen. Heute wird nach fünf Jahren Therapie mit einem antiresorptiven Medikament weltweit eine einjährige Pause **(»drug holiday«)** empfohlen. Patienten mit weiterhin hohem Frakturrisiko und sehr niedriger Knochendichte (T-Score <–3,0) wird aber angeraten, die Behandlung fortzusetzen und mit dem behandelnden Arzt ein Therapiekonzept für die nächsten Jahre zu erstellen. Während der Therapiepause ist es ratsam, aus Sicherheitsgründen klinische Risikofaktoren abzufragen.

Abfrage klinischer Risikofaktoren während der Therapiepause:

- Neue Frakturen
- Rauchen und Alkohol
- Rheumatoide Arthritis
- Diabetes mellitus und Gewichtsverlust
- Kortisongabe und andere knochenschädliche Medikamente
- Erhöhtes Sturzrisiko

Bei Absetzen von **Denosumab** (auch bei Östrogen, **Raloxifen** und **Romosozumab**) kommt es beim Therapiestopp zu einem raschen Wiederabfall der gewonnenen Knochendichte. Bereits nach einem Jahr Therapiepause unter Denosumab ist wieder der Ausgangswert von vor der Therapie erreicht. Nicht nur das: Das Absetzen von Denosumab führt sogar zu einer Zunahme des Knochenumbaus (»over-shoot«, »**Rebound-Effekt**«), sodass es sinnvoll ist, auf eine länger wirkende antiresorptive Substanz (moderne BP) umzusteigen **(»sequenzielle Therapie«)**.

Bei den osteoanabolen Medikamenten **(Teriparatid und Abaloparatid)** ist eine Therapiedauer von zwölf bzw. 18 Monaten festgelegt worden, sodass Überlegungen über Langzeittherapie, Therapiepause und Langzeitnebenwirkungen entfallen. Die Dauer einer Therapiepause und der Zeitpunkt einer Wiederaufnahme hängen von folgenden Faktoren ab:

- Wirkdauer des abgesetzten Medikaments. Bei den BP hat Zoledronat die längste, Risedronat die kürzeste Wirkdauer.
- Wiederanstieg der Knochenabbauparameter (Serum)
- Abfall der Knochendichte (DXA) um mehr als 4–5 % oder Werte im osteoporotischen Bereich
- Auftritt von neuen Frakturen

Sequenzielle Therapie und Kombinationstherapie

Einem Therapiestopp von Östrogen, Raloxifen, Parathormonanalogen, Denosumab oder Romosozumab (»reversible Therapieformen«) sollte eine Therapie mit einem BP folgen, um die gewonnene Zunahme der Knochendichte zu bewahren und einen Abfall zu verhindern **(Sequenzielle Therapie)**. Folgende sequenzielle Änderungen an Therapieformen sind empfehlenswert:

- von HRT auf Raloxifen,
- von HRT auf andere Therapieformen (BP, Denosumab, Parathormonanaloge, Romosozumab),
- von Denosumab auf ein BP,

- von Romosozumab auf ein BP,
- von BP auf Denosumab, ist aber nicht so wirksam auf die Knochendichte wie umgekehrt,
- von Parathormonanalogen auf BP oder Denosumab.

Folgende Tabelle zeigt, welche Sequenzialtherapien sich in Studien bewährt haben und zu empfehlen sind.

Wirkungen der Sequenzialtherapien auf die Knochendichte und den Frakturschutz:

Medikament		Effekt auf die Knochendichte		Frakturschutz
INITIAL	SEQUENZIELL	WIRBELSÄULE	HÜFTE	
Teriparatid	Alendronat	+	+	+
	Denosumab	+	+	+
Abaloparatid	Alendronat	+	+	++
Romosozumab	Denosumab	+	+	++
	Alendronat	+	+	+
Alendronat	Denosumab	+	+	?
	Teriparatid	+	+	+
	Romosozumab	+	+	?
Denosumab	Teriparatid	–	–	?

Kombinationstherapien aus einer osteoanabolen Substanz und einem Bisphosphonat zeigten keinen Vorteil gegenüber einer Monotherapie.

Die medikamentöse Therapie einer Osteoporose muss letztlich immer mit dem Einsatz eines modernen Bisphosphonats abgeschlossen werden, um den »Rebound-Effekt« der anderen Osteoporosemittel zu verhindern und die durch die Therapie erreichte Knochendichtezunahme zu bewahren.

»osteoporosis treatment gap«

Trotz der vorhandenen effektiven Medikamente zur Reduktion des Frakturrisikos und ihrer einfachen Handhabung werden nur etwa 20 % der Patienten, die von ihnen profitieren würden, damit behandelt. Viele Patienten, die vom Arzt eine Verschreibung erhalten haben:

- lösen diese in der Apotheke nicht ein,
- nehmen sie nicht regelmäßig oder korrekt ein (vor allem bei oralen BP),
- nehmen sie nicht lange genug ein, um die gewünschte Frakturrisiko-Reduktion zu erreichen.

Folge davon ist, dass Experten in den USA, Europa und Australien vor allem seit 2014 von einer großen »Osteoporose-Behandlungslücke« **(»osteoporosis treatment gap«)** sprechen, die durch die unterlassene Therapie immens hohe Frakturkosten verursacht. Studien haben gezeigt, dass eine konsequente Osteoporosetherapie die Rate von Hüftfrakturen um 25–50 % senkt und gleichzeitig als »kosteneffektiv« einzustufen ist. Viele Mythen, Ängste, Fehleinschätzungen und Falschinformationen bzw. Falschinterpretationen im Internet tragen zu dieser **»Therapiemüdigkeit«** in der Bevölkerung und bei den Ärzten bei:

- Osteoporose sei ein normaler Alterungsprozess und keine behandelbare Krankheit.
- Osteoporose befalle nur postmenopausale Frauen.

- Die Knochendichtemessung (DXA) sei nicht flächendeckend vorhanden und auch nicht nötig.
- Die vorliegenden Leitlinien seien zu verwirrend und unpraktisch.
- Ärzte, Zahnärzte und Patienten überbetonen die Häufigkeit und Schwere der Risiken gegenüber den Vorteilen einer Behandlung zur Reduktion des Frakturrisikos (Abwägung von Risiko versus Nutzen).
- Krankenkassen behindern allzu oft die Finanzierung erfolgversprechender Medikamente und sogar die obligate Verschreibung von Vitamin D.
- Dem Arzt fehlt die Zeit zur nötigen Aufklärung, Überzeugung und Führung des Patienten.
- Patienten erkennen nicht die hohe Morbidität und Mortalität von Frakturen, insbesondere bei Hüft- und Wirbelkörperfrakturen sowie die Gefahr einer Folgefraktur.
- Es gibt zu wenige Spezialisten, die eine effektive und maßgerechte Diagnostik und Therapie der Osteoporose durchführen können und wollen.

Monitoring – das Wichtigste im Überblick

- Langzeittherapien chronischer Erkrankungen bedürfen regelmäßiger Kontrollen, Anpassungen der Therapie und Früherkennung möglicher Nebenwirkungen.
- Die empfohlene Dauer einer Therapie mit BP oder Denosumab beträgt je nach Schweregrad der Osteoporose mindestens drei bis fünf Jahre und sollte individuell fortgesetzt werden. Der Therapiezeitraum von einem Jahr sollte nicht unterschritten werden.
- Der Therapieerfolg wird kurzfristig (Monate) mit der Bestimmung von Knochenumbaumarkern und langfristig (Jahre) mit der DXA-Messung und dem Auftreten von Frakturen überprüft.
- Heute wird nach fünf Jahren Therapie mit einem antiresorptiven Medikament weltweit eine einjährige Pause (»drug holiday«) empfohlen – falls kein hohes Frakturrisiko vorliegt!
- »Therapieversager« sind selten und bedürfen einer Überprüfung der Diagnose (sekundäre Osteoporose?), des Therapieschemas und der Einnahmetreue des Patienten.
- Nach Absetzen von Denosumab, Teriparatid oder Romosozumab wird die Fortführung der Therapie nach einer Pause von drei bis sechs Monaten mit einem BP empfohlen, um den raschen Verlust der gewonnenen Knochendichte (»Rebound-Effekt«) zu unterbinden.
- Anabole Substanzen sollten zeitlich möglichst vor antiresorptiven Substanzen zum Einsatz kommen.

- Alle Nicht-Bisphosphonate benötigen eine antiresorptive Anschlusstherapie mit einem modernen BP zur Vermeidung des »Rebound-Effekts«.
- Die Zahl an Patienten, die in Europa ein Antiosteoporotikum erhielten, stieg bis 2008 kontinuierlich an und fiel dann nach einem Plateau stetig ab. Diese »osteoporosis treatment gap« scheint sich in den USA und in Europa derzeit zu verschlimmern.
- Jede medikamentöse Therapie der Osteoporose wird mit dem Einsatz eines BP abgeschlossen.

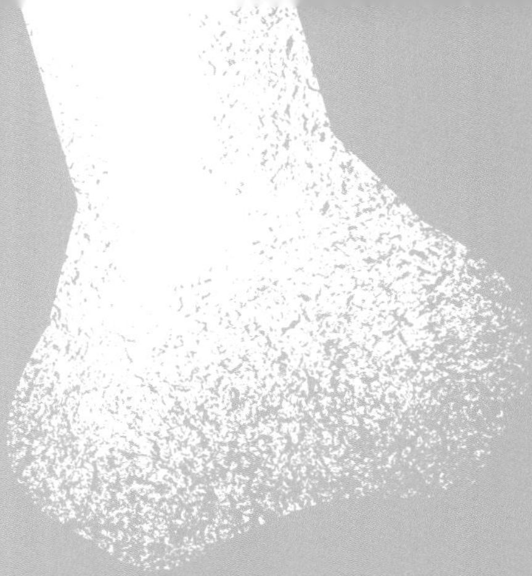

Kapitel 12

KNOCHENBRÜCHE

wenn die Osteoporose zur Krankheit wird

KNOCHENBRÜCHE DURCH OSTEOPOROSE

Definition und Formen der Frakturen

In diesem Buch wird der Begriff **»osteoporotische Fraktur«** als Abkürzung für die genauere Bezeichnung »Osteoporose-assoziierte Fraktur« verwendet – im Englischen als »fragility fracture« oder »low trauma fracture« bezeichnet. Dagegen entsteht die **Ermüdungsfraktur** (Stressfraktur) in der Regel bei einem gesunden Knochen, und zwar durch eine häufige und zu hohe Dauerbelastung.

Häufigkeit osteoporotischer Frakturen

Das Risiko, in Europa nach dem 50. Lebensjahr eine Osteoporose-assoziierte Fraktur zu erleiden, beträgt bei der Frau etwa 40 % und beim Mann 15 %. Schätzungen zufolge ereignen sich in Europa bei Frauen und Männern über 50 Jahre jährlich rund 620 000 Hüftfrakturen, 570 000 distale Unterarmfrakturen, 250 000 proximale Humerusfrakturen sowie über 810 000 klinisch relevante Wirbelkörperfrakturen. Folgende Abbildungen zeigen die wichtigsten osteoporotischen Frakturen (Abb. 12.1), die Frakturhäufigkeit in Abhängigkeit von Alter und

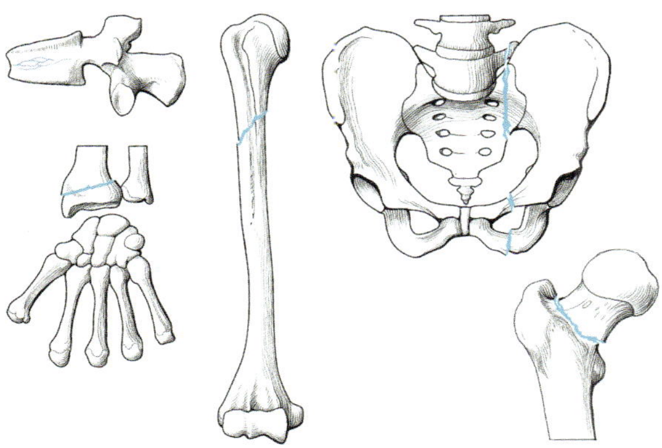

Abb. 12.1
Lokalisation der wichtigsten osteoporotischen Frakturen

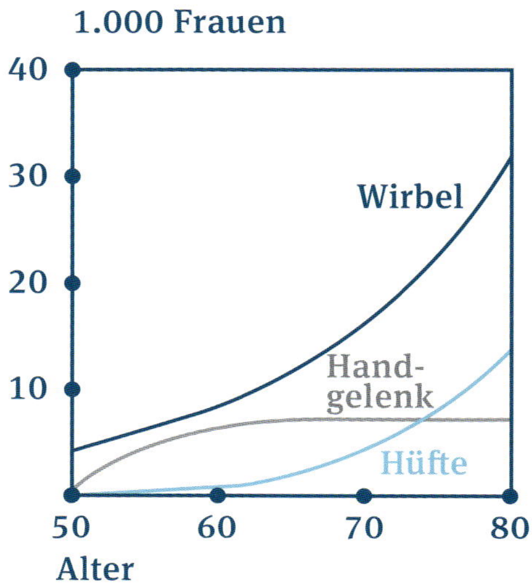

Abb. 12.2
Altersbezogenen Häufigkeit von unterschiedlichen Frakturtypen bei Frauen

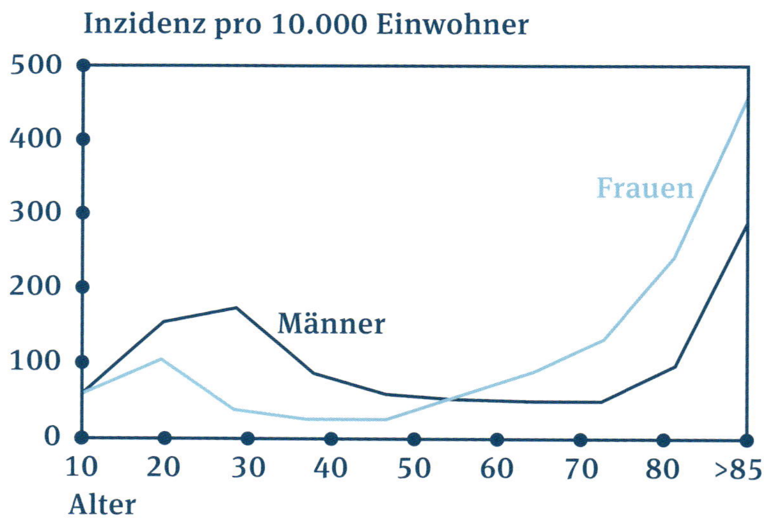

Abb. 12.3 Altersbezogenen Häufigkeit von Frakturen nach Geschlecht

Lokalisation (Abb. 12.1) sowie die altersbezogene Häufigkeit von Frakturen bei Frauen und Männern (Abb. 12.2 und Abb. 12.3).

In **Deutschland** ist eine korrekte Abschätzung der realen Gesamtzahl der **osteoporotischen Frakturen** eingeschränkt, da sich die Daten vor allem auf die Abrechnungsdaten der Krankenkassen und die Krankenhausdiagnosestatistiken beziehen, wodurch eine hohe Anzahl der ambulant behandelten Frakturen nicht erfasst wird. Allein in Deutschland sind etwa zehn Millionen Patienten von Osteoporose betroffen, über 80 % davon Frauen. Daraus resultieren jährlich etwa 700 000 Osteoporose-assoziierte Frakturen, wobei die Behandlungs- und Folgekosten etwa zehn Milliarden Euro betragen. Aufgrund der demographischen Entwicklung mit einer Zunahme des Lebensalters ist bis spätestens 2040 mit einer ungefähr 50 %igen Steigerung der Frakturzahlen zu rechnen.

Das Frakturrisiko im Leben einer Frau (eines Mannes) beträgt in folgenden Skelettarealen

- Wirbelsäule 32 % (5 %)
- Schenkelhals 18 % (6 %)
- Unterarm 15 % (3 %)

Kosten osteoporotischer Frakturen

Die UNO und die WHO haben die Osteoporose als eine der zehn wichtigsten Volkskrankheiten des 21. Jahrhunderts eingestuft. 70 % der jährlichen Frakturen von über 45-jährigen Patienten in den USA waren Osteoporose-assoziiert. 77 % der Kosten für die Versorgung von Frakturen in den USA waren durch Hüftfrakturen verursacht. In Europa wurden die Gesamtkosten osteoporotischer Frakturen 2013 auf 39 Milliarden Euro pro Jahr geschätzt. In Deutschland beliefen sich die Kosten für stationäre Frakturbehandlung von Patienten über 50 im Jahr 2009 auf ca. 2,4 Mrd. Euro. Etwa 80 % der Kosten fielen bei weiblichen Patienten an, wobei über 40 % der Kosten durch proximale Femurfrakturen entstanden sind. Der größte Anteil der Versorgungskosten wird durch akutstationäre Aufenthalte, Anschlussrehabilitationen und frakturbedingte Pflegeheimaufenthalte verursacht. Kostenanalysen aus verschiedenen Gesundheitssystemen zeigen, dass bei Hüftfrakturen direkte Behandlungskosten von etwa 5000 Euro und Gesamtbehandlungskosten von rund 15 000 Euro anfallen.

Hüftfrakturen sind die teuersten und folgenschwersten Frakturformen im Rahmen einer Osteoporose. 20 % der Patienten sterben innerhalb eines Jahres an den Folgen einer Komplikation (zum Beispiel Thrombose, Pneumonie); 50 % der Patienten werden pflegebedürftig oder sozial abhängig!

Risikofaktoren osteoporotischer Frakturen

Knochendichte

Folgende Risikofaktoren sind hervorzuheben:

- Knochendichte (DXA) von LWS, Hüfte gesamt und Oberschenkelhals
- Knochenqualität, Knochengeometrie, Mikrofrakturen und Knochenumbau
- Vorfrakturen
- Genetik
- Kalzium- und Vitamin-D-Mangel
- Niedriges Körpergewicht
- Rauchen
- Stürze

Frakturrisikoevaluation

Die gemessene DXA-Knochendichte gilt als einer der wichtigsten Parameter zur Abschätzung des Frakturrisikos und zur Verlaufskontrolle. Die Mehrheit der Hüftfrakturen und der »osteoporotischen« Frakturen ereignen sich aber bei Personen oberhalb der Osteoporoseschwelle im Bereich der Osteopenie. Der **FRAX**®-Algorithmus wurde entwickelt, um das Zehn-Jahres-Risiko einer Hüftfraktur und einer typischen osteoporotischen Fraktur zuverlässiger als nur mittels der DXA-Messmethode zu bestimmen. Folgende Parameter werden in den Fragebogen im Gerät eingegeben:

1. Alter (Jahre)
2. Geschlecht (m/w)
3. Gewicht (kg)
4. Körpergröße (cm)
5. Vorfraktur (ja/nein)
6. Hüftfraktur der Eltern (ja/nein)
7. Raucher, aktuell (ja/nein)
8. Glukokortikoide (ja/nein)
9. Rheumatoide Arthritis (ja/nein)
10. Sekundäre Osteoporose (ja/nein)
11. Alkohol >3 Gläser/Tag (ja/nein)
12. Knochendichte Femurhals (T-Score)

Die FRAX®-Methode hat jedoch einige **Einschränkungen,** welche im spezifischen Fall die Aussagekraft einschränken. So werden eine vorausgegangene medikamentöse Therapie, biochemische Marker oder Sturzereignisse nicht berücksichtigt. Auch quantitative Angaben wie Anzahl der Wirbelkörperbrüche, Ausmaß des Nikotinabusus, Schweregrad der rheumatoiden Arthritis oder Dosis einer Glukokortikoidtherapie werden bei dem binären System (Ja- oder Nein-Antwort) nicht einbezogen, obwohl diese Daten das Risiko einer späteren Hüftfraktur wesentlich beeinflussen.

Die wichtigsten Allgemeinaussagen zum Thema Fraktur

Bei der Behandlung von Knochenbrüchen, die im Zusammenhang mit einer Osteoporose stehen, sind folgende Allgemeinaussagen hervorzuheben:

Fast alle Frakturen stehen in Zusammenhang mit einer niedrigen Knochendichte: Die einzigen Ausnahmen sind Frakturen des Schädels, der Finger und der Zehen.

Frauen weisen ein höheres Frakturrisiko auf als Männer: Mit dem Eintreten der Menopause haben Frauen ein 2- bis 3-fach höheres Risiko für Wirbel- und Hüftfrakturen als Männer. Da Frauen im Durchschnitt länger leben als Männer, haben sie insgesamt ein 3- bis 5-fach höheres Frakturrisiko als Männer.

Das Frakturrisiko nimmt mit dem Alter zu: Die Frakturen nehmen dramatisch zu – nach dem 50. Lebensjahr bei Wirbeln und nach dem 65. Lebensjahr an der Hüfte. Knochenbrüche zu verhindern, hat bei alten Menschen daher den höchsten praktischen Nutzen.

Patienten mit dem Nachweis einer Fraktur in der Anamnese haben ein hohes Risiko für Folgefrakturen: Diese Aussage gilt unabhängig von der gerade vorliegenden Knochenmasse.

Wirbelfrakturen sind sehr häufig, verursachen schwerste Schmerzen und Bewegungseinschränkungen, können aber auch unerkannt bleiben: Die meisten radiologisch nachgewiesenen Wirbelfrakturen werden klinisch entweder gar nicht oder nur als Kreuzschmerz realisiert.

Wirbelfrakturen, gleichgültig ob symptomatisch oder asymptomatisch, gehen mit einem hohen Risiko für weitere Frakturen einher: Eine Frau mit einem Wirbelbruch hat das 4-fache Risiko, künftig eine erneute Wirbelfraktur zu erleiden, und das 1,5- bis 2-fache Risiko für eine Hüftfraktur. Sind bereits zwei Wirbelbrüche nachweisbar, so erhöht sich das Frakturrisiko um das 12-Fache.

Hüftfrakturen sind mit besonders hohen Kosten für die Gesellschaft verbunden: Maßnahmen, die das Risiko einer Hüftfraktur verringern, sind für die Gesellschaft die effektivsten und rentabelsten Investitionen.

Die Knochenmasse und das individuelle Frakturrisiko sind größtenteils genetisch festgelegt: Dabei beeinflussen genetische Faktoren nicht nur die Knochenmasse, sondern auch die Knochenqualität und die Knochengeometrie.

Zahlreiche Risikofaktoren erklären sich über die negative Beeinflussung der Knochenmasse: Anzuführen sind Alter, Geschlecht, Körpergewicht, Rauchen, Krankheiten und Medikamente.

Einige vermeintliche Risikofaktoren haben sich in Studien nicht bestätigt: Dazu gehören mäßiger Alkohol- und Kaffeegenuss. Schwangerschaft und Stillzeit führen zwar zu einer Abnahme der Knochendichte, dieser Knochenmasseverlust wird bei ausreichender Kalzium- und Vitamin-D-Zufuhr später in der Regel aber wieder ausgeglichen. Blonde und hellhäutige Menschen haben ebenfalls kein erhöhtes Frakturrisiko.

Lokalisation und Behandlung wichtiger osteoporotischer Frakturen

Proximale Femurfrakturen

Über 150 000 Patienten jährlich erleiden in Deutschland eine proximale Femurfraktur, zumeist nach einem direkten Sturz seitlich auf die Hüfte. Der Anteil der Schenkelhalsfrakturen (SHF) und der per- und subtrochantären Frakturen beträgt jeweils etwa 50 % an der Gesamtheit der proximalen Femurfrakturen (Abb. 12.4). Die Sterblichkeitsrate der betroffenen Patienten liegt im ersten Jahr bei etwa 20–25 %, bei Männern etwa 30 %. Die Mehrzahl der Patienten erreicht ihren vorherigen Aktivitätsstatus nicht mehr wieder und ist auf Fremdhilfe bei der Bewältigung von

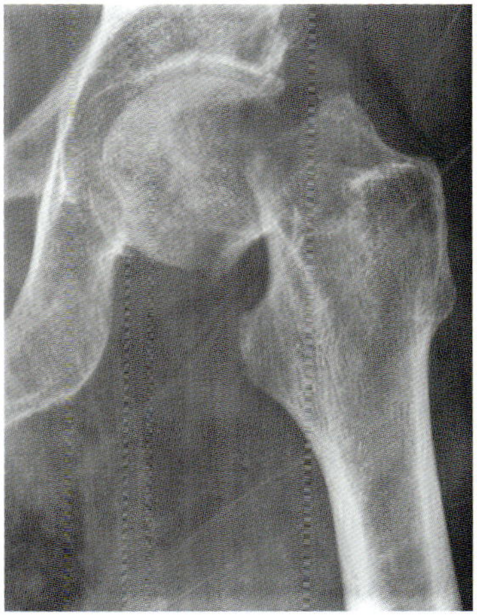

Abb. 12.4 Dislozierte mediale Schenkelhalsfraktur

Alltagsaktivitäten angewiesen. Abb. 12.5 und 12.6 zeigen die wichtigsten Versorgungsmöglichkeiten proximaler Femurfrakturen.

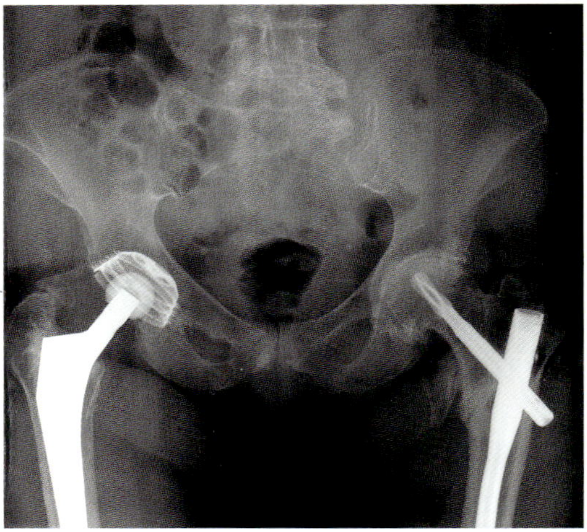

Abb. 12.5
Osteoporosebedingte Oberschenkelfraktur und Folgefraktur ein Jahr später, mit einer totalen Endoprothese (links) und einem proximalen Femurnagel (rechts) versorgt – schwerwiegende Komplikationen, die mit demheutigen Osteoporose-Management auch vermeidbar sind.

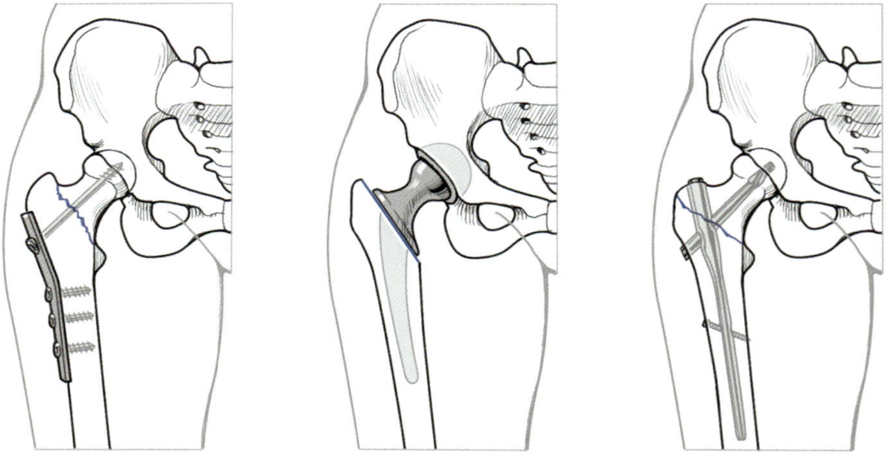

Abb. 12.6 Operative Standardverfahren zur Versorgung proximaler Femurfrakturen: (a) Dynamische Hüftschraube, (b) Totalendoprothese, (c) Proximaler Femurnagel

Atypische Femurschaftfrakturen (AFF)

Unter Langzeittherapie mit BP oder Denosumab wird über eine erhöhte Rate von atypischen Femurfrakturen (AFF) in der subtrochantären Region und im Schaftbereich berichtet (Abb. 12.7). Die Häufigkeit von atypischen Femurfrakturen unter Therapie mit Antiresorptiva ist insgesamt sehr gering, steigt jedoch mit einer längeren Behandlungsdauer deutlich an. Man geht hier von Stress- und Insuffizienzfrakturen aus, die durch die langfristige medikamentöse Unterdrückung des Knochenumbauprozesses und einer Akkumulation von Mikroschäden entstehen können.

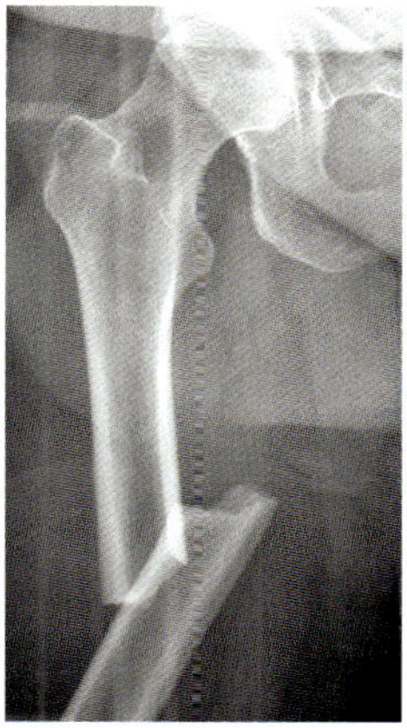

Abb. 12.7
Komplette atypische Femurschaftfraktur

> 90 % der Patienten, die wegen einer Hüftfraktur stationär aufgenommen werden, haben einen messbaren und therapiebedürftigen Vitamin-D-Mangel!

Wirbelkörperfrakturen

In Deutschland geht man von einer Inzidenz von etwa 100 000 Wirbelkörperfrakturen (WKF) pro Jahr aus. Frauen sind mehr als doppelt so häufig betroffen wie Männer und für beide Geschlechter kommt es mit fortschreitendem Alter zu einem exponentiellen Anstieg der Frakturhäufigkeit. Mehrheitlich betroffen sind der thorakolumbale Übergang und der thorakale Bereich (Abb. 12.8).

> Multiple Wirbelkörperfrakturen verursachen eine Reduzierung der Körpergröße und eine zunehmende Krümmung der Wirbelsäule (»Witwenbuckel«).

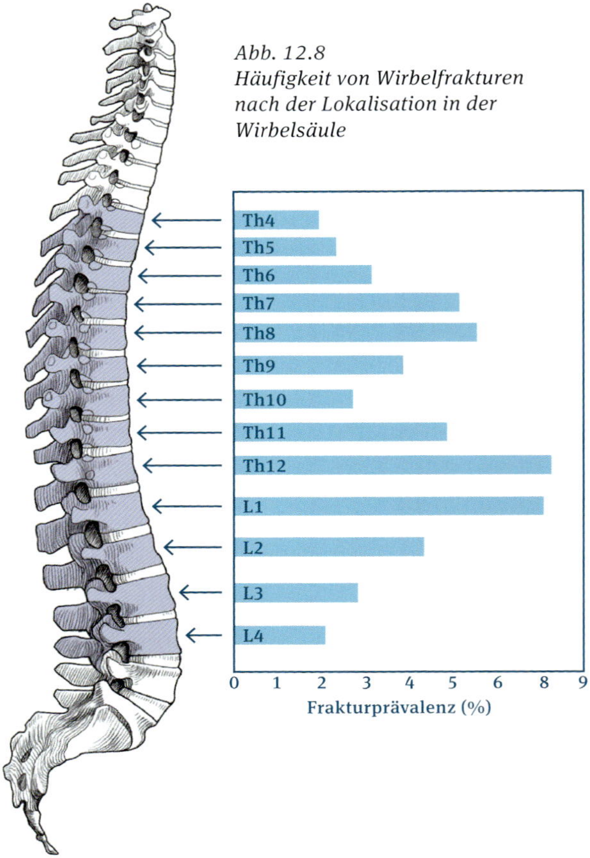

Abb. 12.8
Häufigkeit von Wirbelfrakturen nach der Lokalisation in der Wirbelsäule

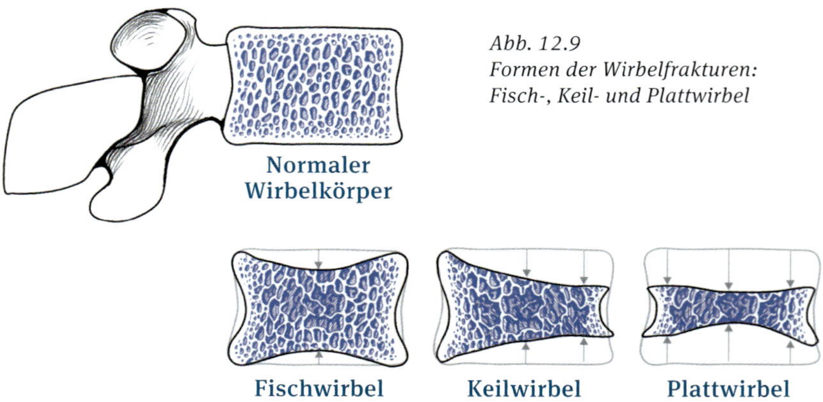

Abb. 12.9
Formen der Wirbelfrakturen: Fisch-, Keil- und Plattwirbel

Aufgrund der unterschiedlichen biomechanischen Belastung der Wirbelsäule und des Frakturstadiums treten unterschiedliche Frakturtypen auf (Fischwirbel, Keilwirbel, Plattwirbel); (Abb. 12.9). Häufig liegen schleichende Sinterungsfrakturen vor, die relativ symptomarm ablaufen und deshalb häufig nicht diagnostiziert und auch nicht therapiert werden. Man geht davon aus, dass nur etwa 50 % der WKF klinisch symptomatisch werden. Mit der MRT kann eine frische WKF mit einem vorhandenen akuten Knochenmarködem von älteren Frakturen differenziert werden.

Wirbelkörperfrakturen bleiben häufig unentdeckt, können aber auch schwerste Rückenschmerzen bis hin zum »Vernichtungsschmerz« verursachen.

Die Indikation zur **operativen Therapie** nach einer akuten WKF besteht bei persistierenden, mit Medikamenten nicht beherrschbaren Schmerzen und einer relevanten Mobilitätseinschränkung über eine Dauer von mehr als drei Wochen.

Einfache Sinterungs- oder Kompressionsfrakturen der Brust- und Lendenwirbelsäule mit stabiler Hinterkante können operativ entweder durch eine perkutane transpedikuläre **Vertebroplastie** oder durch eine aufrichtende **Kyphoplastie** behandelt werden. Die Vertebroplastie dient dabei der Stabilisierung des gesinterten Wirbelkörpers mittels Zementeinspritzung. Im Rahmen der Kyphoplastie erfolgt zunächst eine Aufrichtung des zusammengesinterten Wirbelkörpers mittels eines aufblasbaren Ballons, gefolgt von der Auffüllung der entstandenen trabekulären Höhle mit schnell aushärtendem Polymethylmethacrylat-Zement (Abb. 12.10 und Abb. 12.11). Beide Techniken können bei mehreren vorliegenden Sinterungsfrakturen auch multisegmental werden. Die besten funktionellen Ergebnisse und eine Reduktion des Schmerzes werden bei frischen Wirbelkörperfrakturen mit einer Symptomdauer von unter drei Monaten erreicht. Mit der Kyphoplastie kann bei frischen Frakturen zusätzlich eine annähernde Wiederherstellung der Wirbel-

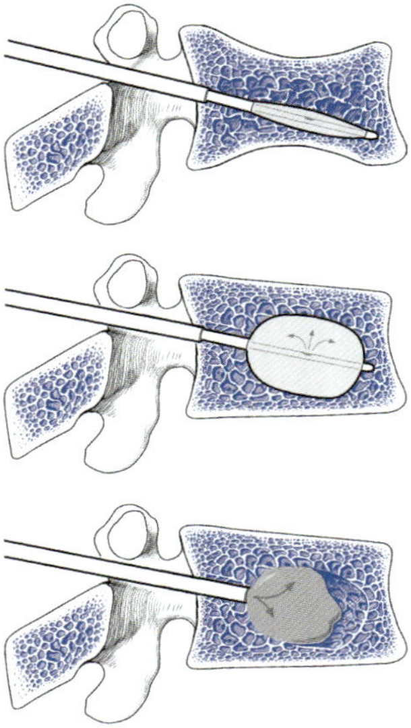

Abb. 12.10 Kyphoplastie: Aufrichtung des eingebrochenen Wirbelkörper mit einem Ballon und nachträglich Injektion von Knochenzement in den aufgerichteten Wirbelkörper

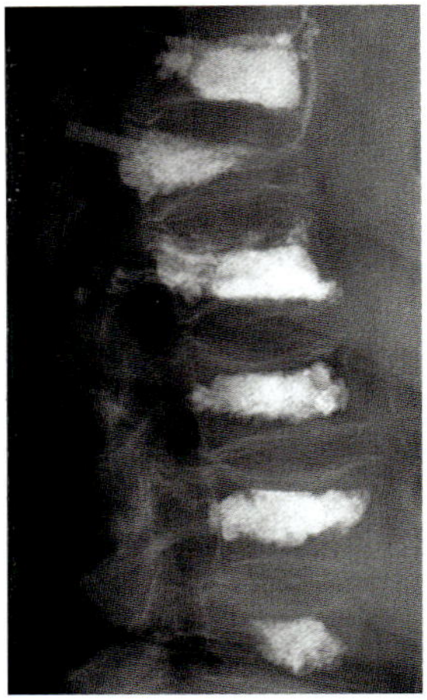

Abb. 12.11 Versorgung mehrerer benachbarter Wirbelkörperkompressionsfrakturen mit der Vertebroplastie

körperhöhe erzielt werden. **Kontraindikationen** für beide Verfahren sind instabile Frakturen, eine stärkere Zerstörung der Wirbelkörperhinterkante, Plattwirbel und ältere Frakturen mit einem chronischen Schmerzsyndrom. Mögliche **Komplikationen** sind ein Zementaustritt in den Spinalkanal, Mikroembolien über den benachbarten Venenplexus und Anschlussfrakturen der benachbarten Wirbelkörper aufgrund der durch die zementierten Wirbelkörper erhöhten Steifigkeit des Wirbelsäulensegementes. Für die Vertebroplastie zeigte sich eine erhöhte Rate von Zementleckagen.

> Osteoporotische Wirbelkörperfrakturen gehen, ähnlich wie hüftgelenknahe Frakturen, mit einer deutlich erhöhten 1-Jahresmortalität von 28 % einher.

Ein signifikanter Zusammenhang zwischen der Zementaugmentation und dem Überleben konnte in einer aktuellen Arbeit aber nicht nachgewiesen werden.

Bei massiver Sinterung sämtlicher Wirbelkörper kommt eine **Spondylodese** zur Anwendung (Abb. 12.12), die der instabilen Wirbelsäule Halt gibt.

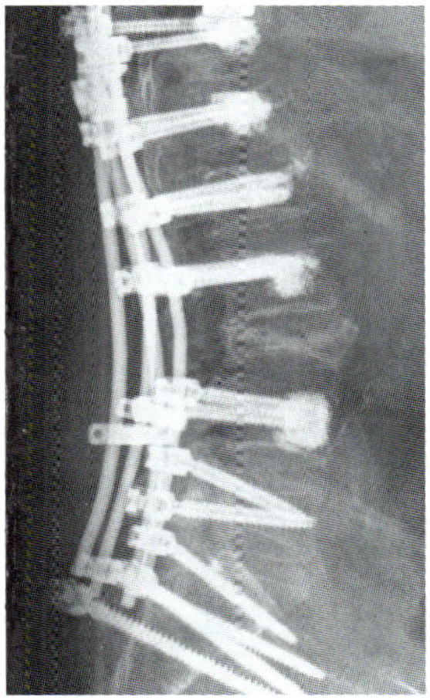

Abb. 12.12
Langstreckige dorsale Spondylodese mit Zementaugmentierung zur Lastverteilung

Ein Korsett sollte – wenn überhaupt – nur kurzzeitig eingesetzt werden, damit kein ausgeprägter Muskelschwund eintritt!

Distale Radiusfrakturen

Bei Frakturen des distalen Radius liegt beim älteren Patienten häufig eine gleichzeitig bestehende Osteoporose vor. Im höheren Alter sind Frauen etwa sechsmal so häufig betroffen wie Männer.

Jeder Unterarmfraktur sollte eine DXA-Messung folgen, besonders bei 40- bis 60-jährigen Frauen.

Die meisten gering dislozierten Radiusfrakturen und jene dislozierten Frakturen, die im Aushang reponiert und mit einer Gipsschiene stabilisiert werden können, werden über sechs Wochen konservativ mit einem zirkulären Gips behandelt. Eine operative Therapie ist insbesondere bei komplexen Frakturen mit Beteiligung der Gelenkfläche, bei Trümmerzonen mit relevanter Radiusverkürzung sowie bei sekundärer Dislokation nach initialer Gipsanlage vorteilhaft.

Proximale Humerusfrakturen

Diese Verletzung entsteht meist durch einen Sturz aus dem Stand direkt auf die Schulter mit angelegtem Arm. Die Mehrheit der Humeruskopffrakturen ist nur gering disloziert und kann konservativ behandelt werden. Eingestauchte 2-Fragmentfrakturen oder gering dislozierte Mehrfragmentfrakturen werden mit dem **Gilchristverband** immobilisiert.

Andere Frakturlokalisationen

Isolierte Frakturen des vorderen oder hinteren **Beckenrings** (Abb. 12.13) können bei schrittweiser Mobilisierung konservativ unter Schmerztherapie behandelt werden. Die Therapie ist bei den meisten stabilen Beckenringfrakturen die konservative Therapie mit einer schmerzadaptierten Teilbelastung. Instabile Beckenringfrakturen können bei anhaltender Immobilität operativ mit einer Kreuzbeinverschraubung versorgt werden. Die **Sakroplastie** ist eine relativ neue Methode, bei der das gebrochene Kreuzbein mit Knochenzement stabilisiert wird.

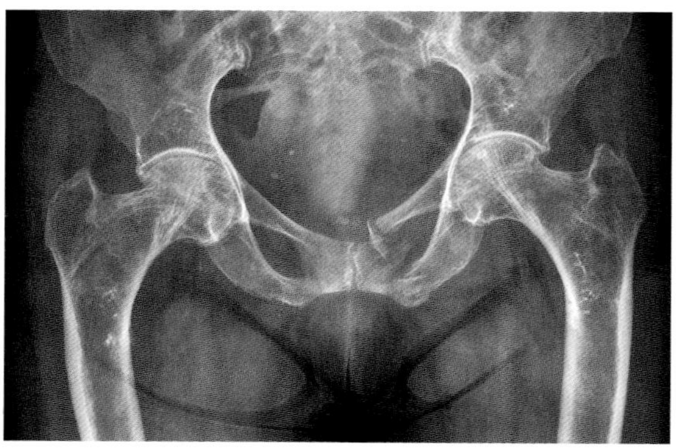

Abb. 12.13
Beckenfraktur links mit Bruch des Scham und Sitzbeines

Weitere osteoporotische Frakturen mit steigender Inzidenz sind **Frakturen des distalen Humerus und des distalen Femurs**. Eine Herausforderung stellen **periprothetische und Periimplantat-Frakturen** dar.

Nachsorge und Vermeidung von Folgefrakturen

An die **Frakturversorgung** schließt sich die **Rehabilitationsphase** mit einer möglichst raschen Mobilisierung zur Vermeidung von Komplikationen (Pneumonien, tiefe Beinvenenthrombosen und Lungenembolien), **Maßnahmen zur Reduktion von Sturzereignissen (Sturzprophylaxe)** und der **Einleitung einer leitliniengerechten Therapie der Osteoporose** an, um die Knochenstabilität zu verbessern und Folgefrakturen zu vermeiden. Der Einsatz osteoanaboler Substanzen beschleunigt die **Frakturheilung**; »anti-sarcopenia drugs« wie zum Beispiel Anabolika verbessern die Muskelmasse und physische Kraft mit Reduzierung der Sturzneigung.

Bisphosphonate müssen beim Auftreten von Frakturen nicht abgesetzt werden, da sie die Knochenbruchheilung nicht beeinträchtigen.

Empfehlungen zur Behandlung der Osteoporose nach einer Low-Trauma-Fraktur:

- Osteoporoseabklärung (DXA-Messung LWS und Hüfte, bildgebende Verfahren, Labor, evtl. Knochenbiopsie)
- Frakturrisikoevaluation: Eine Abschätzung des zukünftigen Frakturrisikos kann mit der FRAX®-Evaluation erfolgen, welche wichtige klinische Risikofaktoren, jedoch nicht deren Ausprägungsgrad berücksichtigt.

- Durchführung einer Sturzprophylaxe (Koordinationstraining, Muskelkräftigung, Kraft- und Balancetraining, Verbesserung des Wohnumfeldes, Sehbeurteilung und Fehlerkorrektur beim Augenarzt, Medikamentenüberprüfung und -anpassung)
- Vitamin-D-, Protein- und Kalziumsubstitution sicherstellen (1000–2000 IE Vitamin D tgl., 1–1,2 g/kg Körpergewicht Protein tgl. und 1000 mg Kalzium tgl.) Damit werden Muskelstärke, Koordination und Knochenstabilität verbessert.
- Medikamentöse Osteoporosetherapie überprüfen und mit einem A-klassifizierten Medikament weiterführen; Beginn der Therapie frühestens zwei Wochen nach dem Frakturereignis. Eine Therapie ohne vorausgehende DXA-Messung ist aufgrund des hohen Folgefrakturrisikos möglich.
- Derzeitige Medikamente erster Wahl: Aclasta® 5 mg Jahresinfusion (»first line«), Prolia® 60 mg subkutan halbjährlich (vor allem bei niereninsuffizienten Patienten) oder Teriparatid subkutan täglich (vor allem bei schwerer Osteoporose mit multiplen Frakturen). Bei schwerer Osteoporose empfiehlt sich der neu eingeführte Sklerostin-Antikörper Romosozumab (EVENITY® 105 mg Injektionslösung im Fertigpen), der in den ersten Monaten stark osteoanabol wirkt.

Knochenbrüche – das Wichtigste im Überblick

- Etwa jede zweite 50-jährige Frau und jeder fünfte 50-jährige Mann erleidet im Laufe des Lebens eine Fraktur.
- Die osteoporotische Fraktur tritt bei Frauen häufiger auf als Herzinfarkt, Schlaganfall und Brustkrebs zusammen!
- Osteoporotische Femurfrakturen haben heute immer noch eine Mortalität von 20–25 %.

- Hüftfrakturen verursachen den Großteil der direkten und indirekten Versorgungskosten aller osteoporotischer Frakturen.
- Neben der Knochendichte sind Knochenqualität, Mineralisation, Knochengeometrie, »microcracks« und Knochenumbau wesentliche Risikofaktoren für Frakturen.
- Alter, Geschlecht und Genetik sind die wichtigsten nicht beeinflussbaren Risikofaktoren für Frakturen.
- Der FRAX®-Algorithmus wurde entwickelt, um unter Einbeziehung klinischer Risikofaktoren und in Kombination mit der DXA-Knochendichtemessung das Frakturrisiko zuverlässiger zu bestimmen.
- BP zeigen in experimentellen und klinischen Studien keine relevante Verzögerung der Frakturheilung.
- Proximale Femurfrakturen generieren den Großteil der Kosten aller osteoporotischen Frakturen, da sie mit einer teuren Hospitalisierung, einer operativen Versorgung und einer aufwendigen Rehabilitationsphase verbunden sind.
- Bei den Wirbelkörperfrakturen handelt es sich meist um schleichende Sinterungsfrakturen, die symptomarm ablaufen und deshalb häufig nicht diagnostiziert und therapiert werden.
- Bei frischen, schmerzhaften Wirbelkörperfrakturen kommt in den ersten Wochen als Ergänzung zur Schmerztherapie die Vertebroplastie bzw. Kyphoplastie in Frage.
- Der Einsatz eines intravenösen BP bei schmerzhaften Wirbelkörperfrakturen hat zwei Indikationen: systemisch die zugrundeliegende Osteoporose und lokal das schmerzhafte Knochenmarködem.
- An die Frakturversorgung schließt sich die Rehabilitationsphase mit der Einleitung einer leitliniengerechten Therapie der Osteoporose an.

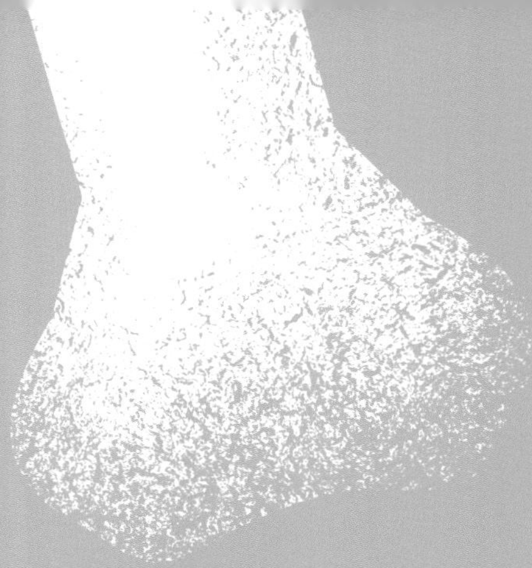

Kapitel 13

SCHMERZ-THERAPIE

zuerst der Patient, dann die Krankheit

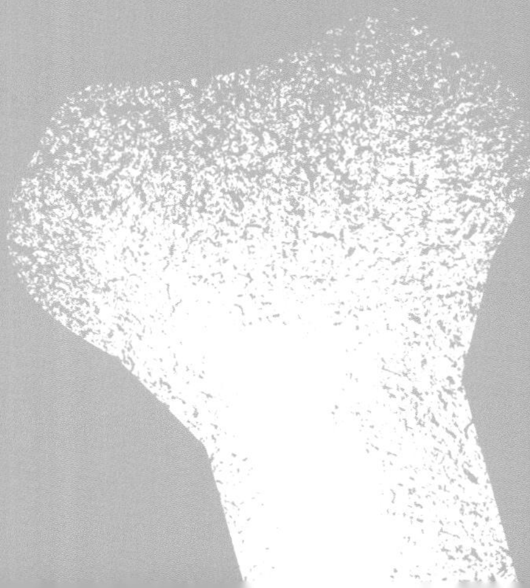

SCHMERZTHERAPIE FÜR DEN PATIENTEN

Die unterschiedliche Schmerzwahrnehmung

Ungefähr 60 % aller Frauen mit Osteoporose leiden an **Rückenschmerzen**. Ursachen können neben Frakturen und Sinterungen der Wirbelkörper auch degenerative und entzündliche Bandscheibenschäden sein. Die psychische Verarbeitung und Bewältigung dieser ätiologisch komplexen Schmerzen ist ein langfristiger Prozess, der in charakteristischen Phasen über Jahre abläuft. Dem behandelnden Arzt kommt in dieser Anfangsphase die Aufgabe zu, den Patienten zu führen, ihn aufzuklären und ihn vor allem psychisch wiederaufzubauen.

Zuerst der Patient, dann die Erkrankung!

Die **Schmerzwahrnehmung** wird von vielen Faktoren beeinflusst:

- **Schmerzverstärkend** sind Stress, Unruhe, Angst, Depression, Einsamkeit, Erinnerung an frühere Schmerzen, Belastungen, Schlaflosigkeit, Inaktivität und allgemeine Sorgen.
- **Schmerzlindernd** sind Medikamente, Ablenkung, Entspannung, körperliche Aktivität, genügend Schlaf, familiäre Zuwendung, Hypnose, Fröhlichkeit, Ausgeglichenheit, Hoffnung und Optimismus.

Osteoporosebedingte Kreuzschmerzen sind **akute Schmerzen,** denen fast immer eine Fraktur im mittleren und unteren Wirbelsäulenabschnitt zugrunde liegt. Ursache ist in den meisten Fällen ein sich im Inneren des Knochens aufbauender Überdruck durch eine begleitende Einblutung oder durch ein entzündliches Knochenmarködem. Dieser schlagartig einsetzende Rückenschmerz lässt langsam nach, kann nach Abheilung der Fraktur aber auch in **chronischen Schmerz** übergehen. Er entsteht

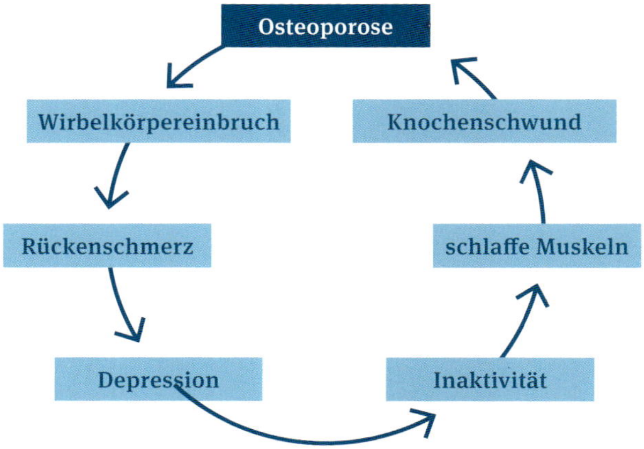

Abb. 13.1
Teufelskreis »Frakturschmerz« bei Osteoporose

durch Verformung der Wirbelsäule, Fehl- und Überbelastung der Muskulatur und Schädigung der Wirbelgelenke. Die in medizinischen Fachkreisen klassische Beschreibung einer Person mit manifester, schwerer Osteoporose ist die schmerz- und frakturgeplagte, »bucklige« Hexe in Grimms Märchen. Patienten klagen häufig über nächtliche Schmerzen und auf nicht steroidale Antiphlogistika (z. B. Ibuprofen, Diclofenac) ansprechen. Der chronische Schmerz kann zu Schlaflosigkeit, Reizbarkeit, Angst und Depressionen führen, die das Schmerzempfinden nur noch intensivieren. Hinzu kommt, dass die Schmerzempfindlichkeit beim individuellen Patienten sehr unterschiedlich sein kann. Als erste Therapiemaßnahme gilt es, diese **»Schmerzspirale«** zu durchbrechen (Abb. 13.1). Im Vordergrund der Behandlung stehen die physikalische Therapie und die psychologische Führung; Analgetika werden erst in zweiter Linie eingesetzt. Das chronische Schmerzsyndrom und die Deformierung der Körpergestalt können eine Reihe weiterer Probleme und Einschränkungen der Lebensqualität auslösen:

- chronische Schmerzen und eingeschränkte Mobilität bis zur Inaktivität,
- Hilfsbedürftigkeit, Verlust der Selbstständigkeit und Pflegebedürftigkeit,

- Einsamkeit, Depressivität, Verzweiflung und eingeschränkte Sexualität,
- reduzierte Lebensqualität und erhöhte Mortalität.

Bei Vorliegen schwerer, generalisierter Knochenschmerzen müssen vorrangig drei ursächliche Erkrankungen ausgeschlossen werden: die Osteomalazie (schwerer Vitamin-D-Mangel), das Plasmozytom (Multiples Myelom) und die Skelettmetastasierung (Mamma- oder Prostatakarzinom).

Akute Phase des Frakturschmerzes

In jedem Fall sollte eine Röntgenaufnahme des Skeletts im Schmerzbereich durchgeführt werden, um eine Fraktur nachzuweisen und das Ausmaß der Knochenzerstörung zu erkennen. Zur Abklärung des Alters einer Fraktur und der Beantwortung nach der Frage eines vorliegenden Knochenmarködems kommt zusätzlich eine MRT-Untersuchung in Frage. Im akuten Stadium ist eine **gelockerte Bettruhe** zur Achsentlastung sinnvoll, aber nur so lange, bis der akute Schmerz gelindert ist. Danach können mehrmals pro Tag Phasen vorsichtiger und kurzzeitiger Achsbelastung eingebaut werden, abwechselnd mit **Übungen zu Entlastungshaltungen**. Zusätzlich ist eine Kältebehandlung mit kalten Wickeln zur Durchblutungsförderung sinnvoll, während eine Wärmebehandlung erst bei chronischen Schmerzen in Frage kommt. Der Arzt sollte krankengymnastische Behandlungen mit Entspannungs- und Atemübungen verordnen. Weitere Optionen zur Schmerzbehandlung sind Massagen, Akupunktur, Elektrotherapie und Injektionsbehandlungen mit Lokalanästhetika. In ausgewählten Fällen tragen auch stabilisierende orthopädische Maßnahmen wie ein Korsett und Stützmieder zur Schmerzlinderung bei. Ein Korsett sollte, wenn überhaupt, nur kurzzeitig angelegt werden, und zwar in der akuten Schmerzphase. Die Gefahr einer Querschnittslähmung ist bei einer osteoporosebedingten Fraktur minimal, da die Hinterkante des Wirbelkörpers selten einbricht! Typisch sind Keilwirbel mit Einbruch der Vorderkante.

Ist der Schmerz erträglich geworden, so geht es vor allem um die Mobilisierung des Patienten und um die **Lockerung und Kräftigung der Muskulatur**. Dies geschieht durch Anspannungsbewegungen kombiniert mit einer Entlastungslagerung. Eine durchblutungsfördernde und entspannende Wärmebehandlung mit lokalen Wärmepackungen in Form von heißen Rollen, feucht-heißen Kompressen, Moorerde-Packungen oder auch Infrarotbestrahlungen erleben schmerzgeplagte Patienten als wohltuend. Massagen sind dagegen weniger effektiv. Bewegungsbäder im warmen Wasser (Thermalbad) bewirken durch den gewichtsentlastenden Auftrieb im Wasser zusätzlich Muskellockerung und Beschwerdelinderung. Vor allem das Schwimmen stellt eine ideale Kombination aus Wirbelsäulenentlastung und Muskeltraining dar.

Wenn es der Beschwerdeverlauf erlaubt, kann die Krankengymnastik nach und nach durch **sporttherapeutische Maßnahmen** abgelöst werden. So paradox es klingt: Bewegung hilft den Schmerz zu lindern, obwohl anfangs doch eigentlich jede Bewegung wehtut! Aktives Muskeltraining ist einerseits wichtig zur Stärkung des Knochens und der Muskulatur, andererseits trägt es langfristig zur Linderung chronischer Schmerzen bei. Wichtig ist, dass die Übungen regelmäßig ausgeführt werden und dem Alter angepasst sind. Schwerpunkt ist die Stabilisierung und Kräftigung der Rückenmuskulatur. Unter allen Umständen sollte man drei **Übungen vermeiden,** da sie ein erhöhtes Risiko für Wirbelfrakturen bedeuten:

- Übungen, die die Wirbelsäule stauchen
- Übungen, die ein Abbiegen der Wirbelsäule nach vorne erfordern
- Übungen mit Fallrisiko

Um **akute Schmerzen** zu beseitigen und bewegungstherapeutische Maßnahmen überhaupt erst zu ermöglichen, müssen vorübergehend Analgetika gegeben werden. Diese schrittweise Schmerzbehandlung und der Einsatz von Analgetika richten sich nach dem **WHO-Stufenschema:**

- **Stufe I:** Nicht-Opioidanalgetika (z.B. Paracetamol, Ibuprofen, Naproxen, Diclofenac, Celecoxib, Etoricoxib, Paracetamol, Metamizol). Bei Insuffizienz der Stufe I wird ein schwaches Opioid ergänzt.
- **Stufe II:** Schwach wirkende Opioide (z.B. Codein, Dihydrocodein, Tramadol, Tilidin/Naloxon). Bei Insuffizienz der Stufe II wird das schwache durch ein starkes Opioid ersetzt.
- **Stufe III:** Stark wirkende Opioide (z.B. Hydromorphon, Morphin, Fentanyl, LMethadon, Oxycodon, Buprenorphin).

Prinzipiell soll das Medikament so lange wie möglich oral und nach einem festen Zeitplan gegeben werden. Der stufenweise Aufbau der Therapie erfolgt bis zum Erreichen einer akzeptablen Linderung der Schmerzen. Zuerst setzt man peripher wirkende Analgetika mit guter Wirkung auf Skelett-, Muskel- und Gelenkschmerzen ein: Paracetamol und Metamizol. Wegen der gleichzeitigen Möglichkeit von Nebenwirkungen, zum Beispiel Magenblutung, Herzinfarkt, Schlaganfall, peripher-vaskuläre Thrombosierung oder Knochenmarkschädigung, sollten sie nur kurzzeitig verabreicht werden. Um das Risiko gastrointestinaler Nebenwirkungen zu vermindern, sollten folgende Hinweise gegeben werden:

- Die Einzeldosis sollte ausreichend, aber so niedrig wie möglich sein.
- NSAR sollten nicht kombiniert werden.
- Patienten mit erhöhtem gastrointestinalem Risiko sollten eine Kombination eines NSAR mit einem Protonenpumpenhemmer (PPI) erhalten.
- Der Patient ist über mögliche gastrointestinale Nebenwirkungen zu informieren.

Inzwischen gibt es nicht steroidale Antirheumatika, die die Schmerzrezeptoren selektiv beeinflussen und weitgehend frei von den bisherigen schwerwiegenden gastrointestinalen Nebenwirkungen sind: die **COX-2-Hemmer (Coxibe).** Knochenschmerzen, vor allem wenn sie durch ein Knochenmarködem verursacht werden, können besonders schnell und erfolgreich mit intravenösen **BP** behandelt werden. Diese neue Substanzgruppe hat das früher verwendete Kalzitonin weitgehend verdrängt. Bei starken Schmerzen und frischen Deckplatteneinbrüchen können die oben aufgeführten Medikamente noch mit **schwach wirkenden Opioiden** kombiniert werden. Ist der Schmerz damit nicht zufriedenstellend zu behandeln, sollte gemeinsam mit einer **Schmerzambulanz** ein individueller Behandlungsplan, wenn nötig auch mit stark wirksamen Opioiden erarbeitet werden, wobei Dosierung und Zeitplan vom Patienten fest eingehalten werden müssen. **»Muskelrelaxanzien«** zur Linderung der Muskelverspannungen sollten vermieden werden, da sie aufgrund ihrer gleichzeitig sedierenden Wirkung das Sturzrisiko erhöhen. Schmerzmanagement kann im hohen Alter schwierig sein, da zahlreiche Begleiterkrankungen (zum Beispiel Niereninsuffizienz) und Medikamente die Pharmakokinetik der Schmerzmedikamente modifizieren können. Eine regelmäßige Kontrolle der Schmerzmedikation ist daher nötig.

Subakute und chronische Phase des Frakturschmerzes

Mit fortschreitender Frakturheilung nimmt der akute Schmerz langsam ab, kann jedoch in einen chronischen Schmerz übergehen, bedingt durch Skelettdeformierungen nach der Fraktur. Schmerzhaft können auch Muskelverhärtungen und Schäden der Wirbelgelenke sein. Patienten klagen häufig über nächtliche Schmerzen, die auf nicht steroidale Antiphlogistika (NSAR, COX-2-Hemmer) ansprechen. Dieser chronische Schmerz kann zu Schlaflosigkeit, Reizbarkeit, Angst und Depressionen führen, die das Schmerzempfinden wiederum nur noch mehr betonen. Die **Behandlung von subakuten und chronischen Rückenschmerzen** – vor allem bedingt durch Wirbelkörpereinbrüche – richtet sich ebenfalls nach dem **WHO-Stufenschema.** Im Vordergrund der Behandlung stehen physikalische Therapie, Analgetika, intravenöse BP bis hin zur perkutanen Injektion von Knochenzement in die Wirbelkörper (Vertebro- und Kyphoplastie). Damit kann heute bei frischen Wirbelfrakturen in etwa 90 % der Fälle eine rasche und andauernde Schmerzlinderung erzielt werden. Empfohlen wird eine Intervention bei frischen Frakturen, die durch eine Ödembildung des betroffenen Wirbelkörpers in der MRT belegt ist. Eine Reduzierung der Mortalität kann mit der Zementinjektion allerdings nicht erreicht werden. Die Komplikationen sind komplex und reichen von Refrakturen des stabilisierten Wirbels über Frakturen der benachbarten Wirbel, persistierende Schmerzen und verschiedene Arten von Verletzungen durch den Zugang bis hin zu Zementaustritten (Kompression von Nervenwurzeln und pulmonale Zementembolien). In besonderen Fällen ist die Injektion von Knochenzement auch in das frakturierte Kreuzbein (os sacrum) indiziert **(Sakroplastie)**.

Die Spondylodese im Bereich der Wirbelsäule sowie **sakroiliakale oder transsakrale Schrauben** im Bereich des Beckens (Abb. 13.2a und b) stellen bei multiplen Frakturen einen aufwendigen operativen Eingriff dar und sind streng indiziert (bei nicht beherrschbaren Schmerzen und zur Vermeidung einer Querschnittslähmung).

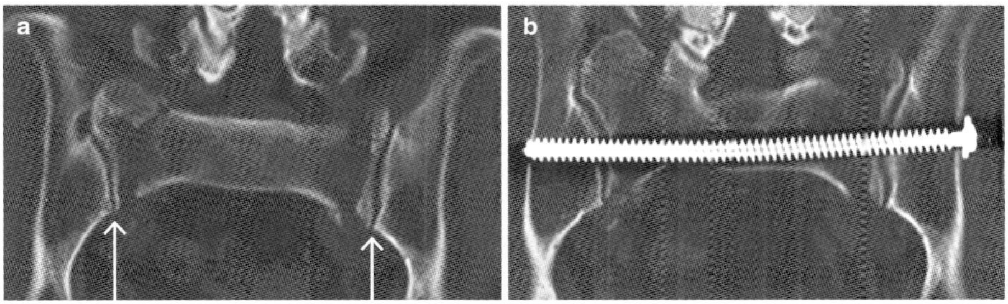

Abb. 13.2a und b (a) Beidseitige osteoporotische Insuffizienzfrakturen des Kreuzbeins, (b) Behandlung mit einer navigierten Schraube quer durch das Kreuzbein

Physikalische Therapieformen: Es ist schon lange bekannt, dass die Belastung des Knochens Kraftlinien und damit elektrische Potenziale erzeugt, die für den Heilungsprozess und die Erneuerung des Knochens von Bedeutung sind (»piezoelektrischer Effekt«). Daher ist der praktische Versuch einleuchtend, die Heilung von Knochenbrüchen und die Modellierung des neu gebildeten Knochens mit dem Anlegen von starken Magnetfeldern in Drahtspulen zu beschleunigen. In der Praxis wird diese Behandlung als **»Magnetfeldtherapie«** bezeichnet. Bis jetzt sind von den Krankenkassen folgende Indikationen zur Behandlung anerkannt worden:

- Verzögerte Knochenbruchheilung
- Pseudarthrose
- Endoprothesenlockerung

Erfolge der Magnetfeldtherapie wurden zwar in kleinen Patientengruppen berichtet, jedoch bleibt unklar, welcher Wirkmechanismus des Magnetfeldes für den beobachteten Heilungseffekt verantwortlich ist. Eine Ursache mag im erhöhten Sauerstoffgehalt des Gewebes liegen. Fundierte randomisierte Studien müssen noch den Wert der Magnetfeldbehandlung im klinischen Alltag belegen. Für die Behandlung der systemischen Osteoporose ist sie nicht geeignet.

Als **Hydrotherapie** wird der Gebrauch von Wasser zur Linderung und Heilung von akuten und chronischen Krankheiten bezeichnet. Das Wasser wird vor allem dazu verwendet, dem Patienten Wärme oder Kälte zuzuführen und damit thermoregulatorische, analgetische und antiphlogistische Effekte zu erzielen. Weiterhin hat die Hydrotherapie Effekte auf die Blutverteilung, auf die Skelettmuskulatur und die Haut. Der Auftrieb im Wasser entlastet Gelenke und Muskeln und führt zu verbesserter Beweglichkeit. Hydrotherapie hat sich vor allem bei Patienten nach schmerzhaften Wirbelfrakturen oder bei Personen mit Bewegungseinschränkungen oder Angst vor weiteren Stürzen bewährt.

Schmerztherapie – das Wichtigste im Überblick

- Der Schmerz einer Brustwirbelfraktur kann durchaus mit dem Vernichtungsschmerz eines Herzinfarkts vergleichbar sein.
- Die Schmerzwahrnehmung wird von vielen Faktoren beeinflusst. Der Patient bedarf einer individuellen Behandlung, die möglichst alle Probleme und Symptome berücksichtigt.
- Das WHO-Stufenschema ist auch beim Frakturschmerz anzuwenden.
- Geduld und Beharrlichkeit von Arzt und Patient sind nötig, um die »Schmerzspirale« zu durchbrechen.
- Ist der Schmerz nicht zufriedenstellend zu behandeln, sollte gemeinsam mit einem Schmerzzentrum ein individueller Behandlungsplan erarbeitet werden.
- Im akuten Stadium ist zur Entlastung eine gelockerte Bettruhe sinnvoll, aber nur so lange, bis der akute Schmerz gelindert ist.
- Im chronischen Stadium stehen die Mobilisierung und Kräftigung der Muskulatur im Vordergrund.
- Die Physiotherapie hat zwei Indikationen: Übungen zum »bone loading« für den Knochenaufbau und Übungen zur Reduktion des Sturzrisikos.

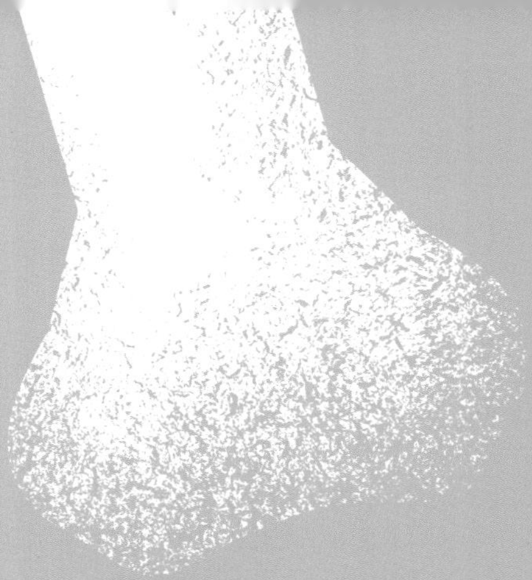

Kapitel 14

SONDERFORMEN DER OSTEOPOROSE

in jedem Alter und auch bei Männern

OSTEOPOROSE KANN JEDEN TREFFEN – KINDER, FRAUEN UND AUCH MÄNNER

Osteoporose bei Kindern

Eine Osteoporose tritt zwar selten bei Kindern auf, verursacht in diesem Alter aber häufig schwere Schmerzen, multiple Frakturen und eine lebenslange Bewegungseinschränkung. Trotzdem sollte eine medikamentöse Therapie in diesem Lebensabschnitt zurückhaltend diskutiert und zunächst die Möglichkeiten der physikalischen Therapie ausgeschöpft werden. Vor Beginn einer Therapie muss eine **Osteogenesis imperfecta** ausgeschlossen sein (genetische Diagnostik, evtl. Knochenbiopsie, blaue Skleren?); (Abb. 14.1).

Bei Kindern mit manifester Osteoporose müssen angeborene und sekundäre Formen (zum Beispiel die Glasknochenkrankheit, Rachitis, Magersucht) sorgfältig abgeklärt werden. Grundsätzlich gelten bei Kindern die gleichen diagnostischen und therapeutischen Strategien wie bei Erwachsenen. Spontanremissionen einer Osteoporose wurden bei Kindern beobachtet.

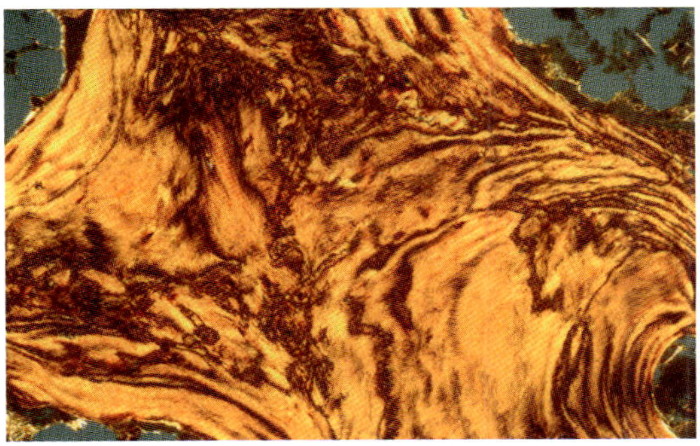

Abb. 14.1
Ungeordnete Lamellierung der Knochenbälkchen als Zeichen einer Störung der Kollagenbildung bei Osteogenesis imperfecta

Die Therapie der Osteoporose bei Kindern wurde mit Einführung der BP einfach und effektiv. Die anfänglich geäußerten Bedenken, dass die BP das Längenwachstum beeinträchtigen könnten, haben sich nicht bestätigt. Da randomisierte Studien fehlen, sollten diese Therapien nur in pädiatrischen bzw. osteologischen Zentren durchgeführt werden.

Bettlägerige Kinder verlieren wöchentlich bis zu 1 % spongiösen Knochens!

Prämenopausale Osteoporose

Osteoporose bei prämenopausalen Frauen resultiert aus einer zu niedrigen maximalen Knochendichte (»peak bone mass«), aus einem verstärkten Knochenschwund oder aus beiden. Als Ursachen für die prämenopausale Osteoporose kommen vor allem genetische Faktoren in Frage, die für 80 % der Abweichungen der »peak bone mass« verantwortlich sind. Beeinflussbare Faktoren sind dagegen:

- bestimmte Erkrankungen und Medikamente,
- Menstruationsstörungen,
- Lebensstil.

Frauen mit einer Fraktur in der Prämenopause weisen ein um 35 % höheres Risiko auf, auch in der Postmenopause eine Fraktur zu erleiden.

Bei jungen Frauen ist das Frakturrisiko trotz niedriger Knochendichte geringer einzuschätzen, daher sollte eine medikamentöse Therapie nur bei deutlich erniedrigter Knochendichte und dem Vorliegen schwerer Risikofaktoren oder Frakturen erwogen werden. Stets sollte mittels

Laboruntersuchung eine sekundäre Osteoporose (in 50% der Fälle nachweisbar) ausgeschlossen werden. Bei Vorliegen eines Hypogonadismus ist die Hormonersatztherapie (HRT) die optimale Therapiewahl. Erst bei unzureichendem Ansprechen kommen eine BP-Therapie oder Raloxifen in Frage.

Aus Sicherheitsgründen sind zuverlässige kontrazeptive Maßnahmen unter Therapie zu empfehlen. Der Einsatz von BP soll bei prämenopausalen Frauen daher nur bei Vorliegen von Low-Trauma-Frakturen oder unter Glukokortikoiden bzw. Chemotherapie erwogen werden. Bei Frauen mit Kinderwunsch sollten BP ebenfalls zurückhaltend eingesetzt werden, auch wenn keine späteren teratogenen Schäden bekannt sind.

Schwangerschafts-assoziierte Osteoporose

Eine stillende Frau sezerniert täglich ungefähr 500 mg Kalzium in die Muttermilch. Beim Stillen von fünf Kindern werden ungefähr 300 g Kalzium sezerniert – etwa ein Drittel des im Skelett eingebauten Kalziums. Die höheren Spiegel der Sexualhormone während der Schwangerschaft erhöhen die Kalziumabsorption allerdings und gleichen den hohen Kalziumverlust wieder weitgehend aus.

Frakturen während der Schwangerschaft oder unmittelbar nach der Geburt sind die Konsequenz vorausgegangener Kalzium- und Vitamin-D-Defizite und nicht Folge der Schwangerschaft. Die wichtigste Vorsorgemaßnahme ist, dafür zu sorgen, dass die junge Frau nicht mit einem Kalzium- und Vitamin-D-Defizit in die Schwangerschaft geht und eine Supplementierung mit täglich mindestens 1000 IE Vitamin D erfolgt.

Bei Auftreten von Frakturen während der Schwangerschaft sollte die Osteoporose-Patientin möglichst früh abstillen, da der in der Laktation erhöhte Kalziumbedarf des Kindes zulasten des mütterlichen Skeletts erfolgt. Trotz fehlender Zulassung für die prämenopausale Osteoporose kann der Einsatz von Bisphosphonaten bei schwerer manifester Osteoporose nach der Stillzeit diskutiert werden. Die Patientin muss vor Beginn einer BP-Therapie detailliert darüber informiert werden, dass Schwangerschaft und Stillzeit eine Kontraindikation darstellen und dass BP bei Frauen nur in der Postmenopause zugelassen sind.

Senile(-Typ II-)Osteoporose

Dieses eigenständige Osteoporose-Syndrom ist eng mit dem Alterungsprozess verknüpft und tritt ab dem siebten Lebensjahrzehnt auf. Während die postmenopausale Osteoporose vor allem von abruptem Östrogenabfall und dem dadurch gesteigerten osteoklastischen Knochenabbau verursacht wird, hat die senile Osteoporose alterungsbedingte, geschlechtsunabhängige Ursachen und betrifft spongiösen wie kompakten Knochen. Neben der Abnahme der Knochenmasse spielen dabei auch altersbedingte Veränderungen des Kollagenstoffwechsels, der Knochenqualität und reduzierte Reparaturmechanismen eine Rolle. Der ausgeprägte Vitamin-D-Mangel, bedingt durch die Hautalterung und das Kalziumdefizit im hohen Alter, verlangen den Einsatz von täglich mindestens 1000–2000 IE Vitamin D3 und 1000 mg Kalzium, um einerseits die Koordination und die Muskelstärke zu verbessern und andererseits effektiv eine gleichzeitige osteomalazische Komponente zu behandeln.

Bei älteren Personen stellt man häufig eine Mischung aus Vitamin-D-Mangel und Knochenschwund fest, als »Osteoporomalazie« bezeichnet. Diese Form der Osteoporose wird mit den üblichen Antiosteoporotika behandelt, zusätzlich mit höheren Gaben von Vitamin D (ca. 4000 IE Vitamin D täglich) und Kalzium.

Wie bei der postmenopausalen Osteoporose gelten Bisphosphonate auch bei älteren Patientinnen und Patienten als Therapie der ersten Wahl, wenngleich aus pathophysiologischer Sicht im hohen Alter eine osteoanabole Therapie mit Teriparatid oder Abaloparatid plausibler erscheint.

Osteoporose des Mannes

Inzwischen entfallen 20 % aller diagnostizierten Osteoporosefälle auf Männer. Der prozentuale Anteil der sekundären Osteoporosen bei Männern beträgt etwa 45 % und ist höher als bei der Frau mit ungefähr 10 %.

Nur 25 % aller Hüftfrakturen treten bei Männern auf; Kosten und Sterberate sind bei ihnen aber höher als bei Frauen.

Die Männer »hinken« den Frauen um zehn Jahre hinterher, zumindest was das Frakturrisiko im Alter betrifft. Rauchen und Testosteronmangel sind die beiden wichtigsten Risikofaktoren. Für die Therapie der Osteoporose des Mannes bieten sich wie bei der Frau stickstoffhaltige BP an (Zoledronat als Jahresinfusion). Inzwischen sind auch Teriparatid und Denosumab zugelassen.

Bei der Osteoporose des Mannes ist eine sekundäre Ursache der Osteoporose mit 64 % besonders häufig. Rauchen, Alkohol, Veranlagung und Testosteronmangel sind die häufigsten Ursachen für die Osteoporose des Mannes! Beim Auftreten von Frakturen müssen bösartige Erkrankungen (zum Beispiel Metastasen, Plasmozytom) immer mittels Blutuntersuchung ausgeschlossen werden. Als Therapie bietet sich die Jahresinfusion mit 5 mg Zoledronat (Aclasta®) an.

Immobilisationsosteoporose (»Osteosarkopenie«)

Unzureichende körperliche Aktivität und damit einhergehender Muskelschwund **(»Sarkopenie«)** sind einer der wichtigsten Risikofaktoren für Osteoporose. Die Folge ist die vor allem im Alter gefürchtete **»Osteosarkopenie«** mit hoher Fallneigung. Dies gilt aber auch für jüngere bettlägerige Patienten, die in wenigen Monaten bis zu 30 % Knochen- und Muskelmasse verlieren können und mitunter Jahre brauchen, um ihre ursprüngliche Knochendichte wiederherzustellen. Wenn ein Arm nach einer Fraktur zum Beispiel für drei Wochen in Gips ruhiggestellt wird, verlieren die betroffenen Knochen bis zu 6 % an Knochendichte. Beispiele der Immobilisation mit raschem Knochenschwund sind:

- Paralyse nach Rückenmarksverletzungen
- Hemiplegie nach zerebrovaskulären Ereignissen
- Paraplegie der unteren Körperhälfte
- Myopathien und Polyneuropathien mit Muskelschwäche
- Immobilisation nach Frakturen der unteren Extremitäten
- Immobilisation bei Multipler Sklerose

Querschnittslähmungen: Der Knochenverlust nach Eintritt einer Querschnittslähmung kann so ausgeprägt sein, dass schon bei geringster Krafteinwirkung Frakturen auftreten. Bereits nach einem Jahr findet man bei 42 % der Paraplegiker messtechnisch eine Osteoporose im Femurhals.

Myopathien und Polyneuropathien mit Muskelschwäche: Beispielhaft kann die Myasthenia gravis aufgeführt werden, eine Autoimmunkrankheit mit episodischer Muskelschwäche, die aufgrund der reduzierten Knochenbelastung und der Glukokortikoidtherapie zu systemischer und lokaler Osteoporose führt.

Bettlägerigkeit: Patienten mit Osteoporose, die wegen einer Fraktur mehrere Wochen bettlägerig waren, erleiden während der anschließenden Mobilisationsperiode gehäuft Frakturen. Die Zeit postoperativer Bettruhe sollte durch Verwendung neuer chirurgischer Techniken daher so kurz wie möglich sein und die Knochen sollten mit antiresorptiven Substanzen vor dem Knochenschwund geschützt werden.

Verlust der Schwerkraft: Astronauten müssen wegen der fehlenden Gravitationskraft im Weltraum ein Muskeltraining durchführen. Trotzdem verlieren sie monatlich ungefähr 1 % ihrer Knochenmasse. Unter Weltraumbedingungen erfahren Astronauten einen 10-mal höheren Knochenverlust als erdgebundene Patienten mit Osteoporose.

Therapeutisch werden eine vermehrte körperliche Aktivität, gezielte Gymnastik, kalzium- und eiweißreiche Kost und Vitamin D empfohlen. Vorteilhaft sind gewichts- und zugbelastende Trainingsformen, bei immobilisierten Patienten im Bett zum Beispiel das »Theraband«.

»Benutze sie oder verliere sie« (»Use them or lose them!«). Diese banale Weisheit gilt vor allem für Muskeln und Knochen!

Während sich ein Knochenschwund bei Kindern und Jugendlichen rasch wieder zurückbilden kann, zieht sich der Knochenaufbau bei älteren Erwachsenen oft jahrelang hin. Medikamentös kommen antiresorptive oder bei schwerer Osteoporose osteoanabole Substanzen zum Einsatz. Romosozumab hat den Vorteil einer kombinierten osteoanabolen und antiresorptiven Wirkung mit raschem Wiederaufbau der Knochenstruktur.

Transplantationsosteoporose

Die Ursachen der Transplantationsosteoporose sind komplex. Allgemeine Risikofaktoren (Inaktivität, hohes Alter, Vitamin-D-Mangel, Alkohol und Nikotin) und verschiedene Medikamente (bestimmte Diuretika, Antikoagulantien, Chemotherapie und Glukokortikoide) sind bei Transplantationskandidaten vielfältig anzutreffen. Hinzu kommt, dass das erkrankte Organ (zum Beispiel Herz, Lunge, Niere) den Knochen bereits viele Jahre vorher geschädigt hat. Bei der Lebertransplantation kommt in den Jahren vor Transplantation noch eine Störung des Vitamin-D-Metabolismus hinzu, bedingt durch Malabsorption.

Häufigkeit von Osteoporose und Frakturen nach Transplantation:

Transplantationstyp	Osteoporose (DXA-Methode)	Frakturen
Knochenmark	4–15 %	5 %
Niere	11–56 %	3–29 %
Herz	25–50 %	22–35 %
Leber	30–46 %	29–47 %
Lunge	57–73 %	42 %

Die entscheidende Rolle bei der Entstehung von Frakturen kommt aber der Immunsuppression mit Glukokortikoiden, Ciclosporinen und Tacrolimus zu. Vor allem im ersten Transplantationsjahr ist der Knochenschwund besonders ausgeprägt. Folgende pathogenetischen Faktoren sind also für die Transplantationsosteoporose entscheidend:

- Vorbestehende Osteopenie/Osteoporose
- Immunsuppressive Medikamente
- Glukokortikode
- Kalzium- und Vitamin-D-Mangel/Mangelernährung
- Hypogonadismus
- Malabsorption
- Bewegungsarmut
- Zweiterkrankungen
- Sauerstoffmangel

Die Hälfte der Transplantationspatienten leidet später an manifester Osteoporose mit Frakturen, die die Lebensqualität und Mobilität deutlich einschränken und die Mortalität unnötigerweise erhöhen!

Die bisherigen Erfahrungen zeigen, dass bereits Jahre vor der Transplantation eine DXA-Messung zur Abschätzung des Risikos und einer Therapie mit modernen Bisphosphonaten, Vitamin D und Muskeltraining durchgeführt werden sollte. Damit kann der Knochenschwund bereits in der Vorphase kompensiert werden. In der Posttransplantationsphase ist mit einem Knochenschwund von bis zu 70 % zu rechnen, mit Betonung der Wirbelkörper und des Femurhalses. Wegen des gesteigerten Knochenabbaus sind intravenöse Bisphosphonate in Kombination mit hoch dosiertem Vitamin D erste Wahl. Damit können Frakturen im ersten Jahr nach der Transplantation um 50 % vermieden werden. Kalziumreiche Kost und gezielte Gymnastik sind nach einer Transplantation zusätzliche nützliche Maßnahmen für gesunde Knochen.

Medikamenten-induzierte Osteoporose

Kortison-induzierte Osteoporose

Wenn Patienten über mehrere Jahre hinweg mit Kortison behandelt werden, erleiden ungefähr 50 % von ihnen eine manifeste Osteoporose. Besonders empfindlich reagieren Kinder, junge Männer und postmenopausale Frauen. Bei Kindern kommen häufig eigenartige Deformierungen der Wirbelkörper hinzu, die sie im Röntgenbild niedriger erscheinen lassen als die benachbarten Bandscheiben und eine der Ursachen von **Minderwuchs** sind.

Der medikamentöse Einsatz von Glukokortikoiden, vereinfacht auch als »Kortison« bezeichnet, ist die wichtigste Ursache einer sekundären Osteoporose!

Empfehlenswert ist die Durchführung einer Ausgangsmessung der Knochendichte, um das weitere Risiko besser abschätzen zu können.

Diese Osteoporoseform zeigt folgende **Besonderheiten**:

- Sie tritt bei 30–50 % der Patienten unter einer Langzeitbehandlung mit Glukokortikoiden auf.
- Der trabekuläre Knochen ist besonders betroffen. Frakturen treten daher bevorzugt im Bereich der Wirbelkörper, Rippen und Oberschenkel auf.
- Es liegt ein besonders rascher Knochenverlust vor. Im ersten Jahr können Spitzenknochenverluste von mehr als 20 % auftreten.
- Der Knochenverlust ist in den ersten sechs bis zwölf Monaten besonders hoch.

Als **Faustregel** kann gelten, dass bei einer Glukokortikoid-Therapiedauer von mehr als sechs Monaten und einer Dosis von mehr als 7,5 mg Prednisonäquivalente/Tag ein relevanter Knochenschwund zu erwarten und eine Bisphosphonatgabe indiziert ist. Bei höherer Dosierung kann der Verlust bis zu 15 % pro Jahr und mehr betragen.

Bei der **Glukokortikoidgabe** sollte man folgende Regeln beachten:

- Austestung der niedrigsten effektiven Dosis
- Beachtung einer möglichst kurzen Therapiedauer zur Vermeidung einer Atrophie der Nebennierenrinde
- Verwendung von Glukokortikoiden mit kurzer Halbwertszeit
- Bevorzugte Verwendung von lokal applizierbaren Glukokortikoiden (Creme, Spray)
- Betonung der körperlichen Aktivität und des Muskeltrainings

Auch Asthma-Kortisonsprays können Osteoporose verursachen – alles eine Frage der Dosis!

Bei dieser Form der Osteoporose wird die gleiche *Therapie* wie bei der postmenopausalen Osteoporose angewandt. Inzwischen liegen auch für diese Form der Osteoporose Leitlinien vor:

- Körperliche Aktivität und gezieltes Muskeltraining
- Kalzium- und Vitamin-D-Zufuhr
- Behandlung eines bestehenden oder unter Behandlung aufgetretenen Hypogonadismus
- Antiresorptive Therapie mit einem modernen Bisphosphonat

Große Studien mit Alendronat, Risedronat und Zoledronat belegen die Effektivität der Bisphosphonate. In Fällen mit Resorptionsstörungen, wie zum Beispiel Morbus Crohn, oder im Rahmen einer Transplantation, bevorzugen wir die intravenöse Gabe von Aminobisphosphonaten in vierteljährlichen (Ibandronat) oder jährlichen (Zoledronat) Abständen. Zu Beginn einer Langzeittherapie mit Kortikoiden sollte die Knochendichte mittels DXA an der Lendenwirbelsäule und am Oberschenkel (Femur) gemessen werden, um das Ausgangsrisiko abschätzen zu können.

Die Indikation zur medikamentösen Therapie ist unter Glukokortikoidgabe bereits bei einem T-Score unter –1,5 gegeben! DXA-Kontrollmessungen werden in halbjährlichen Abständen empfohlen.

Andere knochenschädigende Medikamente

Neben den Glukokortikoiden gibt es eine Reihe von Medikamenten, die bei längerer Einnahme die Knochen schädigen und eine Osteoporose verursachen können. Die wichtigsten sind:

- Antiepileptika
- Antidepressiva
- Antikoagulanzien (Heparine, Cumarine)

- Immunsuppressiva (Cyclosporine, Tacrolimus)
- Protonenpumpenhemmer (PPI)
- Aromatasehemmer
- Zytostatika
- Schilddrüsenhormone (Überdosierung)
- Orale Antidiabetika

Die 2024 veröffentliche Studie »Weight regain and cardiometabolic effects after withdrawal of semaglutide: The STEP 1 trial extension« der Universität Liverpool weist darauf hin, dass GLP-1-Medikamente (»Abnehmspritzen«) wie Semaglutid und Tirzepatid nicht nur das Fettgewebe reduzieren, sondern auch Muskulatur und Knochensubstanz. Der ungewollte Verlust an Knochenmasse betrug im Durchschnitt etwa 20 %. Entscheidend für das Ausmaß dieser Nebenwirkung seien Alter, allgemeiner Gesundheitszustand und Ausmaß der Gewichtsabnahme unter Therapie. Der gleichzeitige Verlust an Muskelmasse trägt zusätzlich zur Entstehung einer Osteoporose bei (»Osteosarkopenie«).

Alle Medikamente müssen auf ihre Knochenschädlichkeit abgefragt werden!

Vor Einsatz dieser Medikamente sollte eine DXA-Knochendichtemessung durchgeführt werden, um das Osteoporoserisiko beurteilen zu können. Gemeinsam mit dem Arzt sollte ein Vorsorgeprogramm mit körperlicher Aktivität, kalziumreicher Kost und Vitamin-D-Gabe aufgestellt werden. Bei nachgewiesenem Knochenverlust in der DXA-Messung ist bereits in der osteopenischen Phase ein Bisphosphonat indiziert.

Knochenschädigende Erkrankungen

Die wichtigsten **Krankheiten**, bei denen mitunter knochenschädigende Medikamente eingesetzt werden und ein erhöhtes Osteoporoserisiko besteht, sind in der folgenden Tabelle zusammengestellt (alphabetische Liste).

Erkrankungen / Begleitumstände	
Akromegalie	Malabsorptionssyndrom
Amyloidose	Mastozytose
Ankylosierende Spondylitis	Metastasen
Anorexia nervosa	Morbus Addison
Chronisch-obstruktive Lungenerkrankung	Morbus Crohn
Kongenitale Porphyrie	Morbus Cushing
Diabetes mellitus	Morbus Gaucher
Endometriose	Multiple Sklerose
Gonadale Insuffizienz	Multiples Myelom
Hämochromatose	Osteogenesis imperfecta
Hämophilie	Parenterale Ernährung
Hyperparathyreoidismus	Perniziöse Anämie
Hyperthyreose	Primär biliäre Zirrhose
Hypophosphatasie	Rheumatoide Arthritis

Idiopathische Skoliose	Sarkoidose
Immobilisation	Thalassämie
Laktoseintoleranz	Thyreotoxikose
Lymphome und Leukämien	
Operative Eingriffe	
Gastrektomie	Thyreoidektomie
Dünndarmoperationen	Transplantationen
Intestinaler Bypass	

Knochenschwund und Neigung zu Knochenbrüchen können vielfältige Ursachen haben:

- die Krankheit selbst,
- Nebenwirkungen notwendiger Medikamente,
- Immobilisation und Muskelschwäche/Fallneigung,
- Ernährungs- und psychische Störungen.

Sonderformen der Osteoporose – das Wichtigste im Überblick

- Während der Schwangerschaft tritt eine leichte Abnahme der Knochendichte auf, die nach der Stillzeit aber schnell wieder kompensiert werden kann. Für eine ausreichende Versorgung mit Kalzium und Vitamin D ist zu sorgen.
- Bisphosphonate sind in Schwangerschaft und Stillzeit kontraindiziert.

- Die Gabe von Bisphosphonaten bei Kindern sollte multidisziplinär in osteologischen Zentren entschieden und durchgeführt werden.
- Differentialdiagnostisch muss bei Kindern mit Frakturneigung immer eine Osteogenesis imperfecta (OI) ausgeschlossen werden (blaue Skleren?).
- Die Osteoporose des Mannes ist unterdiagnostiziert und untertherapiert! Sekundäre Ursachen einer Osteoporose sind bei Männern mit etwa 50 % besonders häufig.
- Männer mit Frakturen haben gegenüber Frauen ein auffallend hohes Mortalitätsrisiko.
- Die Typ-II-Osteoporose (Senile Osteoporose) hat alterungsbedingte, geschlechtsunabhängige Ursachen (»Knochenatrophie«). Ursachen für das erhöhte Frakturrisiko sind Sarkopenie, erhöhtes Sturzrisiko und Störungen des Vitamin-D-Metabolismus.
- Die Immobilisationsosteoporose ist ein Beleg für die enge Korrelation von Muskel- und Knochenmasse: »Use them or lose them«.
- Glukokortikoide, vereinfacht auch als Kortison bezeichnet, verursachen am häufigsten eine medikamenteninduzierte Osteoporose.
- Hohe orale Kortikosteroiddosen in der Langzeittherapie sind mit einem erhöhten Osteoporoserisiko assoziiert; jedoch können bereits niedrige Dosen sowie auch inhalativ applizierte Kortikosteroide eine Osteoporose begünstigen.
- Vor jeder Kortisontherapie, die für einen Zeitraum von länger als drei Monate vorgesehen ist, soll eine Knochendichtemessung durchgeführt werden. Alle sechs bis zwölf Monate sollte eine Kontrolle erfolgen.
- Eine medikamentöse Therapie soll bereits bei einem T-Score von unter −1,0 bis −1,5 eingeleitet werden. Die erste Wahl sind intravenöse Bisphosphonate.

Kapitel 15

MYTHEN UND IRRTÜMER

folgenschwere Fehler vermeiden

MYTHEN UND IRRTÜMER KLARSTELLEN

Ein junger Mensch kann sich schwer vorstellen, selbst einmal an Osteoporose zu erkranken. Erleidet ein älterer Mensch einen Knochenbruch oder nimmt er kontinuierlich an Körpergröße ab, so ist er erst einmal verunsichert und wird nachdenklich. Die erste Reaktion ist: »Das darf doch nicht wahr sein! Warum soll ich eine Osteoporose haben? Ich habe doch das ganze Leben lang nie mit meinem Skelett Probleme gehabt!« Die Osteoporose ist aber ein **stiller und konsequenter Dieb**, der über viele Jahre unerkannt bleibt, bis Knochenbrüche aus geringsten Anlässen ihn schließlich verraten.

Ich kann doch keine Osteoporose haben, wenn kein Knochenbruch vorliegt!

Einem Osteoporose-bedingten Knochenbruch geht in der Regel ein generalisierter Knochenschwund voraus. Das Fatale an dieser Volkskrankheit ist, dass über viele Jahre, sogar Jahrzehnte Knochenmasse abgebaut wird, ohne dass der Patient es bemerkt.

> Osteoporose – ein stiller Dieb!

Dieser Prozess verläuft schmerzlos und fällt erst auf, wenn der Knochen ohne Unfall oder größere Einwirkung bricht. Dann liegt eine **»manifeste Osteoporose«** vor mit der typischen klinischen Komplikation einer Fraktur. Wir können aber heute mit der DXA-Messung bereits vor einer Fraktur die Diagnose einer »messtechnischen Osteoporose« stellen und mit einer anschließenden Therapie das Fortschreiten des Knochenschwunds stoppen, den Knochen wieder aufbauen und drohende Frakturen verhindern.

Osteoporose ist eine unvermeidliche Alterserscheinung und betrifft regelhaft Frauen nach der Menopause.

Auch heute noch gibt es Ärzte, die der Osteoporose den Status einer Krankheit aberkennen und sie lediglich als eine unausweichliche Erscheinung des Alterns betrachten. »Da kann man wenig dagegen tun«, »Das ist halt so im Alter«. Mit dem Abfall des Östrogens in der Menopause und mit dem Alterungsprozess des Bindegewebes kommt es bei den Frauen eben zum Knochenschwund. Folge davon ist ein quälender Rückenschmerz, ein Rundrücken, ein »Kleinerwerden« und Brüche bei Bagatellunfällen. Der in Deutschland noch häufig praktizierte Standard der Osteoporosetherapie sieht vor, dass Patientinnen und Patienten ohne vorbestehende Wirbelfrakturen entweder gar nicht oder ausschließlich mit Kalzium und Vitamin D behandelt werden. Moderne diagnostische Verfahren und effektive medikamentöse Therapien haben die Erkrankung jedoch in den letzten Jahren aus ihrem schicksalhaften Schattendasein geholt und neue Hoffnung geweckt.

Folgende Fortschritte stützen diesen Optimismus:

- besseres Verständnis des Knochenumbaus,
- zuverlässige, standardisierte Methoden zur Knochendichtemessung,
- Erkennen und Gewichtung der Risikofaktoren für den Knochenschwund,
- frühzeitige Maßnahmen zur Verhütung der Osteoporose.

Aufgrund dieser Fortschritte erscheint die Hoffnung realistisch, dass auch die Osteoporose bald zu den historischen Erkrankungen gehören wird, vergleichbar mit der früher gefürchteten Rachitis, die durch die Vitamin-D-Prophylaxe in zivilisierten Ländern inzwischen zu den ausgestorbenen oder zumindest gut therapierbaren Krankheiten gezählt werden kann. Wenn wir heute die Osteoporose noch vor einer Fraktur diagnostizieren, können wir den Knochen – mit und ohne Medikamente – wieder stärken und stabilisieren, ja, sogar normalisieren. Wir können den Knochenschwund nicht nur stoppen, sondern auch eine positive Knochenbilanz erreichen. Dazu bedarf es aber einer partnerschaftlichen Zusammenarbeit von Patient und Arzt.

Die maximale Knochendichte ist genetisch vorprogrammiert. Da ist nichts zu ändern.

In der Tat ist das Erreichen der maximalen Knochendichte im Alter von 25 Jahren zu etwa 70% genetisch vorprogrammiert. Trotzdem kann die Knochenmasse in der Periode des Knochenwachstums durch mehrere Maßnahmen mit beeinflusst werden. Dazu gehören in erster Linie Lebensstil, Ernährung und Bewegung. Rauchen und hoher Alkoholkonsum sind die wesentlichen Knochenräuber während der Jugend. Eine ausreichende Kalzium- und Vitamin-D-Zufuhr sind ebenfalls entscheidend für einen stabilen Knochen. Andererseits schwächen ein zu niedriges Körpergewicht, verschiedene Kinderkrankheiten und Medikamente den Knochenaufbau. Um eine maximale Knochendichte zu erreichen, die das Osteoporoserisiko im Alter mitbestimmt, sollten in der Wachstumsphase fördernde Faktoren konsequent gestärkt und schädigende Einflüsse möglichst vermieden werden.

Die Computertomographie misst die Knochendichte viel genauer. Sie kann zwischen Spongiosa und Kompakta unterscheiden. Sie ist der »Mercedes« unter den Messmethoden.

Die DXA-Methode ist die einzige von der WHO und allen anderen europäischen und nationalen Osteoporosegremien anerkannte und empfohlene Standardmethode zur messtechnischen Diagnose einer Osteoporose und zur Stellung der Therapieindikation. Sie stellt keine Belastung für den Patienten dar, ist schnell durchzuführen, preiswert und vor allem extrem strahlenarm. Sie misst die für die Osteoporose empfindlichsten und frakturgefährdedsten Skelettregionen sehr genau und ist ideal für Kontrollmessungen. Alle großen Therapie- und Frakturstudien basieren auf der DXA-Messung und sagen mittels dieser Knochendichtemessung das Frakturrisiko bzw. die Verbesserung des Frakturrisikos nach Therapie voraus. Hierzu besteht weltweit Konsens. Es ist daher überraschend, dass die Diagnose Osteoporose bei vielen Patienten trotzdem immer noch mittels *quantitativer Computertomographie (QCT)* oder peripherer quantitativer Computertomographie (pQCT) gestellt und eine medikamentöse Therapie eingeleitet wird, gerade in Deutschland. In meinem Osteoporosezentrum habe ich etwa 200 solcher Patienten mit der DXA-

Messung nachuntersucht und musste bei 72 % der »Patienten« die Diagnose revidieren und das Medikament wieder absetzen. Dies zeigt, dass die Computertomographie die Knochendichte gegenüber der DXA-Methode fast immer zu niedrig berechnet und viele Personen zu Unrecht zu therapiebedürftigen Patienten abstempelt. Es muss nochmals betont werden, dass die T-Werte der QCT-Methode bezüglich der Risikoabschätzung nicht auf die T-Werte der DXA-Messung übertragbar sind. Für die messtechnische Diagnosestellung einer Osteoporose und erst recht für die Stellung der Therapieindikation wird weltweit nur die DXA-Methode empfohlen.

In einigen wenigen »Osteoporosezentren« in Deutschland wird die periphere quantitative Computertomographie (pQCT) als der »Mercedes« unter den Knochendichtemessmethoden angepriesen und auch entsprechend teuer abgerechnet. Zweifellos werden dabei schöne dreidimensionale Bilder der Knochenstruktur des Unterarms oder Unterschenkels errechnet; trotzdem kann damit nach der Definition der WHO nicht die Diagnose Osteoporose gestellt werden. Erst recht können damit nicht zuverlässig das Frakturrisiko definiert oder gar eine medikamentöse Therapie eingeleitet werden. Zukünftig wird in der Osteoporosediagnostik neben der Knochendichte auch die Charakterisierung der Knochenstruktur angestrebt und in die Abschätzung des Frakturrisikos einbezogen werden. In den kommenden zehn Jahren dürfte die DXA-Messung jedoch weiterhin den Goldstandard darstellen.

Mein Frauenarzt stellt die Diagnose Osteoporose mit der Ultraschallmethode an der Ferse oder an den Fingern.

Die **quantitative Ultraschallmessung (QUS)** wird bei vielen Erkrankungen bereits mit Erfolg durchgeführt. Im Knochengewebe verhalten sich die Ultraschallwellen aber völlig anders und komplexer als Röntgenstrahlen. Die QUS hat sich aufgrund ihrer einfachen Anwendung und der fehlenden Strahlenbelastung als **Screening-Methode** zur Beurteilung eines allgemeinen Frakturrisikos bewährt, kann die DXA-Messung im Bereich der Wirbelsäule und Hüfte aber nicht als diagnostische Methode ersetzen.

Es muss betont werden, dass eine schwere Osteoporose im Bereich der Wirbelsäule oder Hüfte bei Normalwerten an den Fingern oder an der Ferse nicht ausgeschlossen werden kann. Osteoporotische Werte aus der Ultraschallmessung müssen vor Beginn einer medikamentösen Therapie weiter mittels DXA der Lendenwirbelsäule und Hüfte abgeklärt und gesichert bzw. widerlegt werden.

Der entscheidende Nachteil der QUS besteht darin, dass in fast allen Fällen eine anschließende diagnostische Abklärung mittels DXA-Messung zu erfolgen hat: Ist der Wert in der Ultraschallmessung pathologisch, so muss in jedem Fall eine diagnostische Abklärung mittels DXA erfolgen; und ist der QUS-Wert normal, so kann bei Vorliegen von Risikofaktoren trotzdem bereits eine ausgeprägte Osteoporose im Axialskelett (Lendenwirbelsäule und Hüfte) vorliegen.

Aus rationalen und finanziellen Überlegungen ist es daher logischer, bei Risikofaktoren sofort eine klärende DXA-Messung durchzuführen. So betrachtet verursachen die Screening-Tests mittels einer Ultraschallmessung an der Hand oder der Ferse bei falscher Interpretation nur Verwirrung, Unsicherheit und unnötige Kosten.

Milch übersäuert und schadet den Knochen.

»Um Gottes willen, keine Milch!« »Milch schadet den Knochen!« Folgende Vorurteile werden immer wieder von Patienten berichtet.

Milch macht fett: Eine neue Studie belegt, dass Herz-Kreislauf-Erkrankungen nicht durch Milchfett begünstigt werden. Im Gegenteil: Junge Frauen, die ihren Kalziumbedarf mit Milchprodukten ausglichen, waren schlanker und hatten deutlich weniger Gewichtsprobleme. Für Patienten mit Gewichtsproblemen stehen fettarme Formen von Milch und Käse, Joghurt und Buttermilch zur Verfügung.

Milch schwächt die Knochen: Alle großen Studien konnten zeigen, dass Milch und Milchprodukte eine ideale Quelle für Kalzium und andere Mineralien sind und die Knochen stärken. Die sauren Bestandteile in der Milch (Milchsäure) lösen sicher keine Mineralien aus dem Knochen, sondern erleichtern vielmehr die Kalziumresorption im Darm.

Milch löst Allergien aus: Milchallergien sind üblicherweise Reaktionen auf bestimmte Bestandteile der Milch wie z. B. das Kasein oder die Laktose. Solche Allergien sind aber selten. Sie werden bei 1–3 % der Kleinkinder beobachtet und verschwinden in der Regel bis zum 3. Lebensjahr. Milchallergien sind bei Erwachsenen selten, doch bei Laktoseintoleranz können Hartkäse und Joghurt in kleinen Mengen oft gut vertragen werden. Für seltene schwere Fälle stehen als Alternative laktosereduzierte Milch oder kalziumangereicherte Fruchtsäfte zur Verfügung.

Milch ist voll mit Antibiotika und Hormonen: Bisher wurden in Milch nur extrem geringe Konzentrationen von Hormonen oder Antibiotika gemessen, die keine gesundheitsschädlichen Wirkungen zeigten. Bestimmte Hormone kommen als natürlicher Bestandteil der Milch, wie auch der Muttermilch, vor und sind sicher nicht gesundheitsschädlich. In Zukunft werden besorgte Patienten immer mehr auf Biomilch ausweichen können.

Viele Patientinnen und Patienten meiden Milch und Milchprodukte aufgrund weitverbreiteter Missverständnisse. In der Ernährungswissenschaft besteht jedoch Einigkeit darüber, dass Milch ein herausragender Lieferant von Kalzium, hochwertigem Protein und weiteren essenziellen Nährstoffen ist. Wer auf eine möglichst geringe Kalorienzufuhr achten muss, kann auf fettarme Milch, Joghurt, Buttermilch oder Magerquark ausweichen. Inzwischen gibt es auch laktosefreie Milch. In den USA wird die Milch sogar mit Vitamin D angereichert.

Die Gabe von Kalziumtabletten erhöht das Herzinfarktrisiko.

Eine neuseeländische Studie beschreibt, dass Kalziumtabletten das Risiko für Herzinfarkte erhöhen können. Die Forscher betonen aber, dass die Gefahr eines Infarkts nicht erhöht ist, wenn das Kalzium vermehrt über die Nahrung aufgenommen wird. Trotzdem wird die Behauptung, dass Patienten mit Osteoporose kein Kalzium bekommen sollen, weiter verbreitet. Diese Folgerung aus einer Studie, die gar nicht bei Osteoporosepatienten durchgeführt wurde, ist nicht logisch und auch nicht zulässig.

Es gibt große seriöse Metaanalysen zum Thema »Kalzium und Vitamin-D-Gabe und Reduktion des Frakturrisikos«. Als gesichert gilt, dass die kombinierte Gabe von Kalzium und Vitamin D das Risiko für Oberschenkelfrakturen bei älteren Personen mit Kalzium- und Vitamin-D-Mangel signifikant senkt. Es ist auch anerkannt, dass eine Kalziumsubstitution mit Tabletten nur bei bestehendem Kalziummangel oder bei kalziumarmer Kost sinnvoll und vertretbar ist (siehe Leitlinien S. 187). Wer sich kalziumreich ernährt, etwa mit Milch und/oder Milchprodukten, benötigt sicher keine zusätzliche Kalziumsubstitution. Es gibt aber auch genügend seriöse Studien, die erschreckend häufige Kalziumdefizite in allen Altersklassen unserer Bevölkerung belegen. Dies gilt vor allem für Kinder und Jugendliche, für Schwangere und für Personen ab dem 60. Lebensjahr.

Die Empfehlung lautet also: Kalziumreiche, ausgewogene Kost und Kalziumsupplementierung nur bei Patienten mit ernährungsbedingtem Kalziumdefizit. Bei der Versorgung mit Kalzium gilt wieder einmal der weise Spruch: »Allzu viel ist ungesund.« Zu berücksichtigen sind jedoch die Folgen eines Kalzium- und Vitamin-D-Mangels für die Knochengesundheit, die sich einfach und kostengünstig ausgleichen lassen, ohne Herz und Gefäße zu beeinträchtigen.

In Skandinavien und in den USA wird von der Bevölkerung mehr Kalzium aufgenommen als zum Beispiel in Japan. Trotzdem treten dort mehr Osteoporosefälle und Frakturen auf. Kann das am Kalzium liegen?

Für dieses scheinbare Kalzium-Paradoxon gibt es viele erklärbare Gründe und es hat nichts mit der Kalziumaufnahme zu tun:

- längere Lebenserwartung in bestimmten Ländern und damit ein höheres Osteoporoserisiko,
- Unterrepräsentation bestimmter Regionen in Frakturstudien,

- genetische Unterschiede,
- Unterschiede in der Knochenarchitektur und Körpergröße (Bei einer Verlängerung der Hüftachse um 1 cm verdoppelt sich das Frakturrisiko für Oberschenkelhalsfrakturen.), unterschiedliche körperliche Aktivitäten,
- unterschiedliche Ernährungsgewohnheiten, zum Beispiel der Verzehr von Soja,
- unterschiedliche Vorsorge- und Aufklärungsprogramme.

Im Sommer braucht man kein Vitamin D als Tablette einzunehmen. Es reicht, wenn man täglich ein halbstündiges Sonnenbad nimmt.

Mehr als die Hälfte aller Personen über 60 leiden im Sommer wie im Winter an einem Vitamin-D-Mangel bzw. -Defizit. Das liegt daran, dass die Vorstufen des Vitamin D im Alter nicht mehr ausreichend in der Haut produziert werden. Um die alternde Haut nicht der Gefahr eines erhöhten Krebsrisikos auszusetzen, ist eine ganzjährige Vitamin-D-Substitution sinnvoll – nicht nur den Knochen zuliebe. Die empfohlene Dosis pro Tag beträgt ganzjährlich 1000–2000 IE Vitamin D. Bei dieser Dosierung sind keine Nebenwirkungen zu erwarten. Bei Laktoseintoleranz stehen eigene Tabletten zur Verfügung. Ein Auftreten von Nierensteinen oder Magen-Darm-Störungen sind bei dieser Dosierung nicht bekannt. Zentralnervöse Nebenwirkungen (Erbrechen, Verwirrtheit) durch Vitamin D wurden in der Literatur erst bei einer Dosierung von sage und schreibe täglich 40 000 IE Vitamin D_3 berichtet, also der 40- bis 20-fachen Menge.

Ich darf kein Östrogen gegen meine klimakterischen Beschwerden und Osteoporose nehmen, weil ich sonst Brustkrebs bekommen kann.

Große Studien in den USA haben gezeigt, dass Östrogen in der Menopause nicht nur den Knochenschwund stoppt, sondern die Knochendichte sogar wieder anhebt und das Frakturrisiko senkt. Sie haben aber auch gezeigt, dass das Brustkrebsrisiko nach einer Einnahmezeit von vier bis fünf Jahren leicht ansteigt. Östrogen sollte daher nur wenige Jahre gegeben werden, wenn klimakterische Beschwerden bestehen und in der Verwandtschaft kein Brustkrebsrisiko vorliegt.

Hormonersatztherapie (HRT) hat eine positive Wirkung auf die Knochengesundheit. Sie wird aber nur in bestimmten Fällen von Hormonmangel als Medikament gegen Osteoporose eingesetzt.

Die Stärkung des Knochens ist dabei ein willkommener Nebeneffekt. Gegen Osteoporose allein sollte Östrogen nach heutigem Wissenstand nicht mehr eingenommen werden.

Mein Arzt hat gesagt, dass man die Bisphosphonate nicht länger als ein Jahr einnehmen soll. Warum ist die Compliance bei der Osteoporosetherapie so wichtig?

Dies ist ein fataler Irrtum! Im Gegenteil: Nach den Leitlinien soll eine effektive Therapie mindestens drei bis fünf Jahre lang erfolgen. Der Knochen braucht einige Jahre Zeit, um wieder eine positive Bilanz zu erreichen (Langzeittherapie). Langzeitstudien mit Bisphosphonaten haben ergeben, dass eine Zunahme der Knochendichte und eine Abnahme des Frakturrisikos selbst nach zehn Jahren Therapie zu erreichen ist. Eines der Hauptprobleme bei der Osteoporosetherapie ist die Zuverlässigkeit der Patienten bei der Einnahme. Es ist bekannt, dass nur 20 % der Patienten, denen ein orales Bisphosphonat verordnet wurde, ihr Medikament nach einem Jahr noch korrekt einnehmen. Dieses Verhalten wird als schlechte Compliance bezeichnet. Ursache dafür ist, dass der Patient kurzfristig kein Erfolgserlebnis hat. Er spürt nicht, dass die Schmerzen nachlassen. Tritt unter der Therapie ein weiterer Knochenbruch auf, führt dies zu Verunsicherung und Enttäuschung. Umso wichtiger sind vierteljährliche Arztbesuche, um immer wieder die Behandlungsstrategie durchzugehen und den Patienten zu motivieren. In diesem Zusammenhang hat eine Jahresinfusion den Vorteil einer totalen Compliance und bedeutet den absoluten Ausschluss eines Therapieversagens.

Bisphosphonate verursachen einen eingefrorenen, toten und brüchigen Knochen.

Bisphosphonate hemmen die Aktivität der Osteoklasten und damit den Knochenabbau. Je nach Art des Bisphosphonats wird der Abbau aber nicht völlig, sondern nur zu 40–70 % vermindert. Das bedeutet, dass der gesteigerte Knochenabbau nach der Menopause bloß normalisiert wird und die Knochenbilanz über die Jahre positiv wird. Selbst bei einer Einnahme über zehn Jahre kommt es nicht zu einem eingefrorenen Knochen, sondern zu einer Zunahme der Knochendichte. Ein spröder, frakturanfälliger Knochen ist nur im Zusammenhang mit einer Fluoridtherapie bekannt. Es empfiehlt sich aus praktischen Überlegungen trotzdem, Bisphosphonate nicht länger als zehn Jahre einzusetzen und bei unbefriedigender Wirkung frühzeitig auf ein osteoanaboles Medikament wie zum Beispiel Parathormon umzusteigen.

> Bei Gabe von Bisphosphonaten oder Denosumab wird nach drei bis fünf Jahren – je nach Schweregrad der Osteoporose – eine Pause von einem Jahr (»drug holiday«) empfohlen.

Bisphosphonate sind Gifte, die Kiefernekrosen verursachen. Mein Zahnarzt will mir keine Implantate einsetzen, da ich in der Vergangenheit mit Bisphosphonaten behandelt wurde. Stimmt das? Wie hoch ist das Risiko für Osteoporosepatienten wirklich?

Die Substanzgruppe der Bisphosphonate wird mit Erfolg seit über 30 Jahren bei allen Knochenkrankheiten mit einem gesteigerten Knochenabbau eingesetzt. Sie sind inzwischen der Goldstandard und erste Wahl bei Patienten mit Osteoporose und haben sich aufgrund ihrer Wirksamkeit und einfachen Darreichungsform, zum Beispiel in Form einer Jahresinfusion, international durchgesetzt.

Mehrere Fernsehsendungen und Zeitungsberichte haben Osteoporosepatienten beunruhigt und verunsichert. Zahlreiche Zahnärzte und Kieferchirurgen vertreten sogar die Meinung, dass Bisphosphonate, einmal eingenommen, lebenslang die Versorgung mit Implantaten verhindern.

Seit 2003 zeigen Fallsammlungen (Register), dass Tumorpatienten bei einer hoch dosierten, langfristigen Behandlung mit Bisphosphonaten ein relevantes Risiko für eine Kiefernekrose tragen. Die verwendeten Dosierungen sind dabei aber etwa zehnmal höher als jene, die in der Osteoporosetherapie erforderlich sind. Hinzu kommt, dass diese Patienten massiv abwehrgeschwächt sind, einerseits durch die Grundkrankheit, andererseits durch die Chemotherapie. Es handelt sich in 90 % der Fälle um fortgeschrittene Fälle mit Mamma- und Prostatakarzinom sowie um das Multiple Myelom. Weitere wichtige Kofaktoren für das Auftreten von Kiefernekrosen sind gleichzeitige Kiefereingriffe wie Zahnextraktionen und Implantate, Prothesendruckstellen, schlechte Mundhygiene, Nikotin, Diabetes mellitus und die Gabe von Kortison. Die Kiefernekrose ist also überwiegend bei Tumorpatienten ein Problem, das durch eine verbesserte interdisziplinäre Zusammenarbeit zunehmend vermeidbar und behandelbar wird. Es wird gefordert, dass bei Tumorpatienten vor dem Beginn einer Bisphosphonattherapie eine zahnärztliche bzw. kieferchirurgische Visite erfolgt.

Das Auftreten von Kiefernekrosen bei Osteoporosepatienten unter Bisphosphonaten ist und bleibt dagegen eine Rarität. Experten schätzen das Risiko auf 1 Kiefernekrose pro 100 000 Patientenjahre Therapie. In den großen Zulassungsstudien mit intravenösen Bisphosphonaten wurde kein einziger Fall mit einer Kiefernekrose bekannt. Die in einer Fernsehsendung zitierte Häufigkeit von 1:1000 ist also unrealistisch und unverantwortlich. Diese Häufigkeitsangabe würde ja bedeuten, dass in Deutschland mehr als 1000 Osteoporosepatienten an Kiefernekrosen leiden müssten. Die Bisphosphonate müssten dann sofort vom Markt genommen werden.

Bisphosphonate sind nur auf der Oberfläche des Knochens wirksam, in der Regel zwei bis drei Monate lang. Wird ein kleiner Teil des BP in den Knochen eingelagert, hat es wegen der extrem niedrigen Konzentration nach unserem heutigen Kenntnisstand keine relevante Wirkung mehr.

Doch auch wenn dieses Risiko bei Osteoporose extrem gering ist: Jeder betroffene Patient ist ein Patient zu viel! Bisphosphonate sind nur dann einzusetzen, wenn sie nach den Leitlinien wirklich indiziert sind. Wir Ärzte haben die Pflicht, das Nebenwirkungsprofil zu minimieren, vermeidbare Risiken zu erkennen und zu vermeiden.

Auch der Patient ist für seinen Körper bzw. für seinen Kiefer verantwortlich: Rauchen einstellen, Mundhygiene und regelmäßige Zahnarztbesuche durchführen, auf Prothesendruckstellen achten, mit Kortisondosen geizen. Dieses verantwortungsvolle Verhalten von Patient und Arzt lässt das Auftreten von Kiefernekrosen bei Osteoporose meiner Erfahrung nach zu einer extremen Seltenheit schrumpfen. Die ausführliche Information und aktive Mitarbeit des Patienten sind aber ein Muss. Während meiner zehnjährigen Betreuung von etwa 10 000 Osteoporosepatienten habe ich nicht einen Fall mit einer durch Bisphosphonat assoziierten Kiefernekrose beklagen müssen!

Meine Mutter hatte schwere Osteoporose. Ich will keine Osteoporose bekommen. Es ist doch sinnvoll, wenn ich gleich zur Vorbeugung ein Bisphosphonat nehme und erst gar nicht Gefahr laufe, eine Osteoporose zu bekommen.

Beim Vorliegen von Risikofaktoren reichen die Basistherapie mit Kalzium und Vitamin D, Bewegung und ein entsprechender Lebensstil völlig aus. DXA-Messungen in Abständen von drei Jahren dokumentieren den Verlauf der Knochendichte. Es reicht aus, wenn eine medikamentöse Therapie im Stadium der messtechnischen Osteoporose und damit vor Auftreten einer Fraktur begonnen wird. Die A-klassifizierten Medikamente sind in Studien nur beim Vorliegen einer Osteoporose getestet worden, entsprechend kennen wir ihre Wirksamkeit nur in dieser Situation. Da jedes Medikament auch Nebenwirkungen mit sich bringt, darf es nur eingesetzt werden, wenn Risiken und Wirkung in Studien abgewogen worden sind. Eine Ausnahme stellt die Gabe von Kortison dar. Bei Hochrisikopatienten ist eine medikamentöse Therapie bereits bei einem T-Score unter −1,5 sinnvoll und in Studien belegt. Der Gedanke, unter der prophylaktischen Gabe eines Bisphosphonats möglicherweise eine Kiefernekrose zu entwickeln, wäre für Arzt und Patient ein Albtraum.

Jedes Medikament hat eine klare Indikation, die mit Studien belegbar sein muss. Für die Prophylaxe bei einem Risiko ist zunächst einmal jeder selbst gefordert, auf seine Knochengesundheit zu achten.

Starke Schmerzmittel machen süchtig. Man soll sie nur bei Bedarf einnehmen. Sie maskieren nur einen Schaden. Ihre Nebenwirkungen sind gravierender als der Frakturschmerz selbst.

Zwar kann es bei einer langfristigen Opioidtherapie zu einer körperlichen Abhängigkeit kommen, doch lassen sich die Entzugssymptome durch ein langsames Ausschleichen der Medikation deutlich mildern und gut kontrollieren. Echte Probleme sind vor allem bei Patienten zu erwarten, die bereits vor dem Frakturschmerz drogenabhängig waren.

Schmerzmittel müssen kontinuierlich nach einem Zeitplan entsprechend ihrer Wirkdauer eingenommen werden. Die Therapie wird stufenweise aufgebaut, bis zum Erreichen einer adäquaten Schmerzlinderung. Eine differenzierte Schmerztherapie reduziert den Körperstress, verbessert die Lebensqualität und fördert so die Heilung eines Knochenbruchs. Alle Medikamente haben potenzielle Nebenwirkungen, doch diese müssen nicht bei jedem Patienten auftreten. Die ärztliche Kunst ist es, beim Auftreten von Nebenwirkungen, wie zum Beispiel bei Kreislaufproblemen oder Verstopfung, auf verträglichere Schmerzmittel oder physikalische Methoden umzusteigen und einen Plan zu erstellen.

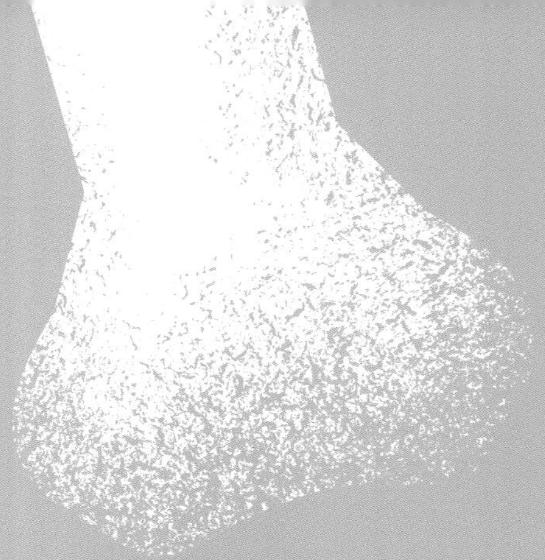

Kapitel 16

MANAGEMENT DER OSTEOPOROSE

kurz und bündig

OSTEOPOROSE – RICHTIG DIAGNOSTIZIEREN

Diagnostisches Ziel

Osteoporose ist eine klinische Diagnose; die Knochendichtemessung ist nur ein Parameter! Das diagnostische Ziel ist die Früherkennung frakturgefährdeter Personen bzw. der Nachweis osteoporotischer Frakturen. Die Ergebnisse bestimmen das weitere therapeutische Vorgehen.

Diagnostische Schlüsselfragen

- Wie hoch ist die Knochenmasse?
- Liegen bereits Frakturen/Deformierungen vor?
- Sind die Veränderungen noch reversibel?
- Ist eine Osteomalazie (Vitamin-D-Mangelkrankheit) ausgeschlossen?
- Welches Risikoprofil liegt vor?
- Liegt eine sekundäre Osteoporose vor?

Krankengeschichte

- Familiäre Osteoporose-Belastung?
- Wann Pubertät bzw. Menarche? Normale Regel?
- Rücken-, Kreuz- und Gelenkschmerzen? Rundrücken?
- Vorbestehende Frakturen?
- Östrogensubstitution bereits eingeleitet?
- Knochenschädigende Krankheiten/Medikamente?
- Rauchen? Alkoholkonsum?
- Fallneigung?
- Erstellen eines Risikoprofils (z. B. FRAX®-Algorithmus)

Körperliche Untersuchung

- **Körpergröße** und deren Abnahme (>4 cm)
- Statik und Körperhaltung
- Bewegungseinschränkungen
- Rundrücken und andere WS-Deformierungen

- Muskeltonus und Muskelverspannungen
- »Steh- und Gehversuch«, Reflexsituation
- Zeichen einer sekundären Osteoporose?

Laboruntersuchung (Blut)

- Blutbild, BSG oder CRP, GPT, Glukose, Kreatinin, GFR
- Ca, Ph, Mg, aP, Vit D, PTH, TSH, Testosteron, Elpho, PSA
- Nur in seltenen Fällen: spezifische Urinuntersuchungen

Bildgebung (Knochendichtemessung)

- **Röntgen LWS** in zwei Ebenen (BWS, LWS): Wirbeleinbrüche = »manifeste Osteoporose«
- **DXA LWS und Hüfte**: von der WHO vorgeschriebene Methode zur Diagnosestellung einer Osteoporose (Standard), sehr strahlenarm, gleichzeitige Messung von LWS und Hüfte möglich; in seltenen Fällen auch Radius
- **T-Werte** (SD, Standardabweichung)
- >−1 SD Normalbefund
- −1,0 bis −2,5 SD Osteopenie
- <−2,5 SD Osteoporose
- QCT und Ultraschall sind für Diagnosestellung und Therapieindikation nicht leitliniengerecht!
- MRT und CT sind zur Abklärung sekundärer Osteoporosen und Erkennung von Fissuren wertvoll.

Knochenmarker

- **CrossLaps** (= Abbauprodukt des Knochenkollagens). Beurteilt die Dynamik des Knochenabbaus (»turnover«). Für kurzfristiges Monitoring und zur Frage der Tabletten-Einnahmetreue des Patienten wichtig!
- **Osteocalcin** und **PINP** dienen als Marker zur Beurteilung des Knochenaufbaus.

Osteoporose – erfolgreich therapieren

Therapeutisches Ziel

- Erreichen einer positiven Knochenbilanz
- Stabilisierung der Knochenstruktur mit Reduktion des Frakturrisikos
- Therapieziel ist die Vermeidung von Frakturen bzw. Folgefrakturen

Therapeutische Schlüsselfragen

- Reicht die Basistherapie aus?
- Welche Schmerztherapie ist sinnvoll?
- Besteht ein Kalzium- und Vitamin-D-Mangel?
- Ist der Patient bereit, beim Therapiekonzept aktiv mitzuarbeiten?
- Hat der Patient »Angst« vor Nebenwirkungen?
- Ist eine Hormontherapie (HRT) anzuraten?
- Wann sind BP einzusetzen und welches BP ist vorzuziehen?
- Wurde die Nutzen-/Risiko-Frage mit dem Patienten ausreichend diskutiert?
- Wann setze ich Denosumab, Parathormon-Analoga oder Romosozumab ein?
- Wie kontrolliere ich den Therapieerfolg? Welche Therapiedauer ist ausreichend? Wann muss (soll, kann) ich eine Therapiepause machen (»drug holiday«)? Wann ist der Zeitpunkt einer erneuten medikamentösen Therapie gegeben? Welche Reihenfolge von Medikamenten muss ich beachten? Gelten bei der Wiederaufnahme einer Therapie neue Regeln?

Basistherapie

- Körperliche Aktivität und WS-Gymnastik
- Lebensstil: Stopp den Knochenräubern! (Rauchen!!!)
- Die Sturzgefahr reduzieren!
- Insgesamt 1000 mg Kalzium und 1000–2000 IE Vitamin D täglich **(»1000er-Regel«)**

Schmerztherapie

- Physikalische Therapie und Osteopathie
- Nicht steroidale Antiphlogistika und andere Schmerzmedikamente
- **Opioide** oder **Kalzitonin**: kurzzeitig bei Frakturschmerz

Hormontherapie

- Östrogen/Gestagen (HRT) postmenopausal, in Absprache mit dem Gynäkologen. Kontraindikationen ausschließen und Aufklärungsgespräch über Risiken!
- **Raloxifen** oral 60 mg/Tag, z. B. bei prä- und postmenopausalen Frauen mit Mammakarzinomrisiko indiziert
- **Testosteron** (i.m., Pflaster oder Gel) bei Männern mit Mangel (vorher PSA bestimmen!)
- **Anabolika** bei kachektischen und muskelarmen Patienten zu diskutieren

Medikamentöse Therapie

- **Alendronat** 70 mg oder **Risedronat** 35 mg als Wochentablette, **Ibandronat** 150 mg als Monatstablette
- **Zoledronat** 5 mg als Jahresinfusion oder **Ibandronat** 3 mg als Vierteljahresspritze
- **Denosumab** 60 mg Spritze subkutan halbjährlich
- **Teriparatid** 20 µg oder **Abaloparatid** 80 µg Spritze subkutan täglich
- **Romosozumab** 210 mg subkutan monatlich

Behandlungsstrategie

- **Schritt 1: Basistherapie – zuerst ist der Patient gefordert!** Mit Bewegung, Ernährung, Lebensstil, Kalzium und Vitamin D. DXA-Kontrolle jährlich. **Option der Hormonsubstitution (HRT)** bei postmenopausalen Frauen bzw. bei Männern mit Testosteronmangel.

- **Schritt 2: Stickstoffhaltiges Bisphosphonat (BP) oder Denosumab – Hemmung des Knochenabbaus und damit eine positive Knochenbilanz!** Falls Basis- und Hormontherapie nicht ausreichen oder bereits eine manifeste Osteoporose vorliegt, konsequenter Einsatz eines modernen BP (z. B. Zoledronat 5 mg Jahresinfusion) als »first line«! Vor Therapiebeginn Besprechung möglicher Nebenwirkungen und Abwägung von Risiko/Nutzen. Prüfung der Nierenfunktion und ausreichende Flüssigkeitszufuhr vor und nach der Infusion (15 Min). DXA-Kontrolle ein bis zwei Jahre. Therapiedauer zwei bis fünf Jahre, je nach Schweregrad. Danach ein Jahr »drug holiday«, falls es die Schwere der Osteoporose erlaubt. Die Wiederaufnahme einer medikamentösen Therapie hängt von den Ergebnissen der DXA-Messung und der Knochenumbauparametern sowie vom Auftreten neuer Frakturen ab. Als Alternative zu den BP Denosumab 60 mg als subkutane Spritze alle sechs Monate, vor allem bei Patienten mit eingeschränkter Nierenfunktion. Nach Absetzen von Denosumab ist die Folgetherapie mit einem oralen BP für eine Dauer von sechs bis zwölf Monaten indiziert, um den therapiebedingten Knochenmassen-Zuwachs zu konservieren.
- **Schritt 3: Teriparatid, Abaloparatid oder Romosozumab – Steigerung des Knochenaufbaus und damit eine positive Knochenbilanz und Verbesserung der Knochenstruktur!** Bei postmenopausalen Frauen mit manifester Osteoporose und deutlich erhöhtem Frakturrisiko. Auch bei unbefriedigenden Therapieergebnissen mit antiresorptiven Medikamenten. Bei Romosozumab müssen ein Myokardinfarkt oder ein Schlaganfall in der Historie ausgeschlossen sein. Bei diesem Sklerostin-Antikörper handelt es sich wie bei Denosumab um einer »reversible Therapie«. Nach Absetzen ist daher eine Fortführung der Therapie mit einem oralen oder besser intravenösem BP für ein Jahr obligat.

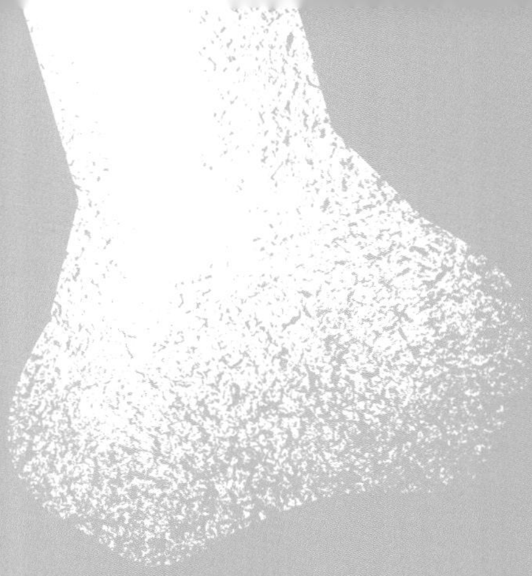

Kapitel 17

LITERATUR UND FACHAUSDRÜCKE

aktuelle Quellenangaben und Glossar

ZUM WEITERLESEN

Die unten aufgeführten aktuellen Bücher enthalten Überblicke über die verschiedenartigsten Aspekte der Osteoporose, die auch in diesem Buch Thema sind. Ausführliche Referenzlisten sind aus den Büchern zu entnehmen. Zusätzlich zu den anderen Büchern über Osteoporose, die hier nicht aufgeführt werden konnten, steht in der internationalen Literatur bereits eine Riesenzahl von wissenschaftlichen Artikeln über alle Aspekte dieser Volkskrankheit zur Verfügung. Diese sind im Internet verfügbar. Es ist daher unmöglich, in diesem praktisch orientierten Leitfaden alle für die Osteoporose relevanten Publikationen für Patienten zu berücksichtigen.

Bücher und Übersichten zum Thema »Osteoporose«

Bartl R. Osteoporose in der Praxis: Vorsorge, Diagnostik und Therapie – evidence based. Heidelberg: Springer 2022

Bartl R. (Hrsg.) Klinische Osteologie: Entstehung, Diagnostik, Prävention und Therapie aller Knochenkrankheiten. Stuttgart: Thieme 2014.

Bartl R., Bartl C. Das Osteoporose Manual: Biologie, Diagnostik, Prävention und Therapie. Berlin: Springer 2021

Bartl R., Bartl C. The Osteoporosis Manual: Biology, Prevention, Diagnosis and Therapy. 2nd edition. Cham: SpringerNature 2026

Bartl R., Bartl C. Der große Patientenratgeber Osteoporose. 3. Auflage. München: Zuckschwerdt 2019.

Bartl R., Fellner J. Power für die Knochen. Osteoporose vorbeugen, diagnostizieren, behandeln. München: Südwest Verlag 2021

Bartl R., von Tresckow E., Bartl C. Bisphosphonat-Manual: Wirkungen – Indikationen – Strategien. Heidelberg: Springer 2005.

Bilezikian J. (ed.) Primer on the Metabolic Bone Diseases and Disorders of Mineral Metabolism. 10th Edition. Wiley-Blackwell 2025.

Cusano N. (ed.) Osteoporosis, A Clinical Casebook. Cham: Springer 2021

Dennison E. (ed.) Osteoporosis Treatment, A Clinical Overview. Cham: Springer 2021

Ferrari S., Roux C. Pocket Reference to Osteoporosis. Cham: Springer 2019.

Hansen D., Tutaworn T., Lane J. What´s new in osteoporosis and fragility fractures. J Bone Joint Am. 2022;104:1509–1515

LeBoff M., Greenspan S., Insogna K. et al. The clinicians guide to prevention and treatment of osteoporosis. Osteoporosis International. 2022;33:2049–2102

Leder B., Wein M. (Hrsg.) Osteoporosis: Pathophysiology and Clinical Management. 3rd edition. Cham: Humana Press 2020.

Miedany, Y. (ed.) New Horizons in Osteoporosis Management. Cham: Springer 2022

Otto S., Hrsg. Medication-related Osteonecrosis of the Jaws. Heidelberg: Springer 2015

Stern P. Bone Regulators and Osteoporosis Therapy. Cham: Springer 2020

Thomasius F. (Hrsg.) Sequenztherapie der Osteoporose – Theorie und moderne Praxiskonzepte. Bremen: Uni-Med 2023

Fachausdrücke in diesem Buch

ACHSENSKELETT, AUCH ALS AXIALSKELETT BEZEICHNET Skelettregion im Rumpfbereich; vor allem die Wirbelsäule, das Becken und die Hüfte

ALKALISCHE PHOSPHATASE ein Enzym im Blut, das über Osteoblasten und Vitamin-D-Mangel eine Aussage erlaubt

AMINOBISPHOSPHONATE extrem wirksame Bisphosphonate der neuesten Generation, die in einer Seitenkette des Moleküls eine Amino-(= Stickstoff) Gruppe enthalten (z. B. Alendronat, Risedronat, Ibandronat, Zoledronat)

ANABOLIKA chemische Verbindungen, die den Eiweißaufbau, besonders den Muskelaufbau, fördern

ANALGETIKA Medikamente zur Schmerzbehandlung

ANAMNESE Krankengeschichte

ANOREXIA NERVOSA Magersucht mit zahlreichen gesundheitlichen Folgeschäden

ANTIKOAGULANZIEN Medikamente, die die Blutgerinnung hemmen

ANTIPHLOGISTIKA Medikamente gegen Entzündung

ANTIRHEUMATIKA, NICHT STEROIDALE (NSAR) Medikamente, die in der Behandlung degenerativer Gelenkerkrankungen eingesetzt werden und kein Kortison (= Steroide) enthalten

AROMATASEHEMMER Medikamente zur Blockierung der Östrogenproduktion beim Mammakarzinom

ATRAUMATISCH ohne Vorliegen einer Gewalteinwirkung

AXIALSKELETT umfasst die Knochen vom Schädel über die Wirbelsäule bis zum Becken, im Gegensatz zu den Knochen der Extremitäten (peripheres Skelett)

BISPHOSPHONATE Substanzgruppe, die im Molekül zwei Phosphatgruppen enthält, in den Knochen eingebaut wird und vor allem den Knochenabbau über eine Hemmung des Stoffwechsels der Osteoklasten gezielt hemmt

BMD bone mineral density (englisch), Knochendichte

BODY-MASS-INDEX (BMI) Verhältniszahl zur Beurteilung des optimalen (idealen) Körpergewichts

BWS Brustwirbelsäule

CALCITRIOL biologisch aktives Vitamin D, das in der Leber und Niere aus dem in der Haut produzierten Vitamin D_3 erzeugt (metabolisiert) wird

COMPLIANCE Befolgung, zuverlässige Umsetzung

COX-2-HEMMER Substanzen, die bei Arthrosen Schmerzen und Entzündungserscheinungen hemmen und gleichzeitig keine Magen-Darm-Probleme verursachen

CROSS-LINK-TELOPEPTIDE Beim Knochenabbau werden auch Kollagenbruchstücke frei, die im Urin oder Blutserum nachzuweisen sind.

CT Computertomographie zur Darstellung der Knochenstruktur

CTX Abbauprodukte des Kollagens im Blut; dienen zur Beurteilung der Stärke des Knochenabbaus

CUSHING-SYNDROM klinische Folgen einer chronisch erhöhten Kortisonproduktion oder einer Langzeitbehandlung mit hohen Kortisondosen

DEGENERATIV durch natürlichen Verschleiß und Alterung hervorgerufene Veränderungen

DENOSUMAB neu zugelassener Antikörper zur Osteoporosebehandlung, reduziert den Knochenabbau

DESOXYPYRIDINOLIN spezielles Abbauprodukt des Kollagens

DEXAMETHASON synthetischer Kortisonabkömmling

DISTAL vom Rumpf abgewandt

DXA-KNOCHENDICHTEMESSUNG Dual Energy X-ray Absorptiometry; auch DEXA- oder QDR-Methode genannt. Diese Röntgenmethode misst die Absorption zweier dünner Röntgenstrahlen in verschiedenen Skelettbereichen und berechnet daraus die Knochendichte.

EPIDEMIOLOGIE Lehre von der räumlichen und zeitlichen Ausbreitung von Krankheiten

FDA Food and Drug Administration (USA)

FEMUR Oberschenkelknochen

FRAGILITY FRACTURE (= LOW TRAUMA FRACTURE) englischer Ausdruck für pathologische Fraktur (= Fraktur ohne angemessene Gewalteinwirkung)

FRAKTUREN, EXTRAVERTEBRALE (»NICHT VERTEBRAL«) Brüche von Knochen mit Ausnahme der Wirbel (»vertebral«)

GENERIKA wirkstoffgleiche Kopie eines bereits unter einem Markennamen auf dem Markt befindlichen Medikaments

GLUKOKORTIKOIDE unterschiedlich stark wirksame Kortisonderivate

HEMIPLEGIE Seitenlähmung

HRT Hormonersatztherapie: bei der Frau mit Östrogen oder Östrogen/Gestagen, beim Mann mit Testosteron

HUMERUS Oberarmknochen

HWS Halswirbelsäule

HYDROXYLAPATIT die in die Knochenmatrix eingelagerten und strukturierten Mineralien

HYPERKALZÄMIE zu hoher Kalziumspiegel im Blut

HYPERPARATHYREOIDISMUS Überfunktion der Epithelkörperchen mit erhöhtem Parathormon-Spiegel

HYPERTHYREOSE Schilddrüsenüberfunktion

HYPERTONUS, HYPERTONIE arterieller Bluthochdruck

HYPOGONADISMUS angeborener oder erworbener Testosteronmangel, der beim Mann zu schwerer Osteoporose führt und deshalb behandlungsbedürftig ist

IDIOPATHISCH ohne erkennbaren Grund entstanden

IE Internationale Einheit

INTERTROCHANTERREGION besondere Skelettregion im Oberschenkel nahe der Hüfte

INTOXIKATION Vergiftung

ISOFLAVONE Diese Substanzgruppe (z. B. in der Sojabohne) wird in Phytoöstrogene umgewandelt, die eine ähnliche Wirkung aufweisen wie Östrogen.

KALZITONIN Hormon, das den Kalziumspiegel im Blut senkt und den direkten Gegenspieler des Parathormons darstellt

KLIMAKTERIUM Wechseljahre der Frau um das 50. Lebensjahr mit Einstellung der Ovarfunktion und Abfall der Sexualhormone im Blut

KNOCHENPHOSPHATASE, ALKALISCHE Substanz, die von den knochenaufbauenden Zellen (Osteoblasten) gebildet wird und im Blut nachweisbar ist; ist insbesondere bei Knochenmetastasen und auch bei Vitamin-D-Mangel erhöht

KOANALGETIKA Medikamente, die die Wirkung von Schmerzmitteln noch verstärken können

KOMPAKTA zur Außenschale des Knochens gehörig

KORTIKAL zur Außenschicht des Knochens (Kompakta) gehörig

KREATININ Ein erhöhter Spiegel weist auf eine Störung der Nierenfunktion hin.

KYPHOPLASTIE Aufrichtung eingebrochener Wirbelkörper mit Knochenzement zur schnellen Schmerzlinderung

KYPHOSE Wirbelsäulenkrümmung nach vorne

LAKTOSEINTOLERANZ Unfähigkeit, den Milchzucker abzubauen

LEPTIN Dieses Hormon hemmt die Aktivität der knochenaufbauenden Zellen und fördert damit die Osteoporose.

LINING CELLS die Oberfläche des Knochens bedeckende und schützende Zellen; leiten sich wahrscheinlich von Osteoblasten ab

LOW-TRAUMA-FRAKTUREN Knochenbrüche, die bereits bei geringer Krafteinwirkung auftreten

LWS Lendenwirbelsäule

LYMPHOME bösartige Erkrankungen der Lymphdrüsen

MAGNETRESONANZTOMOGRAPHIE (MRT) bildgebendes Verfahren zur Darstellung von Weichteilen und Knochen, ohne belastende Röntgenstrahlen

MALABSORPTION Resorptionsstörung im Darm

MAXIMALE KNOCHENDICHTE die maximale Knochenmasse (Dichte), die ein junger Erwachsener aufbaut und die das Auftreten einer Osteoporose entscheidend mit beeinflusst

MODELLING Knochenaufbau in der Wachstumsphase

MORBUS BECHTEREW eine entzündliche, bewegungseinschränkende Erkrankung der Wirbelsäule und der benachbarten Gelenke

MORBUS CROHN entzündliche Darmerkrankung

MRT Magnetresonanztomographie, auch als »Kernspin« bezeichnet; zur Darstellung von Weichteilveränderungen

MUSKELRELAXANZIEN Medikamente, die Muskelverspannungen lösen

MYALGIE Muskelschmerzen

NECK Hals (des Oberschenkels)

NEOPLASIE Tumor

NICHT VERTEBRAL nicht zu den Wirbeln gehörig

»OFF LABEL«-MEDIKAMENT (ENGLISCH) Medikament ohne Zulassung, aber in Studien als wirksam ausgewiesen

OPIOIDE starke Schmerzmittel, die sich vom Opium ableiten und eine Suchtgefahr bergen

ORAL Aufnahme über den Mund

OSTEOBLASTEN knochenaufbauende Zellen

OSTEODENSITOMETRIE Knochendichtemessung

OSTEOGENESIS IMPERFECTA angeborene Bindegewebserkrankung, auch unter dem Namen Glasknochenkrankheit bekannt, mit zahlreichen Frakturen einhergehend

OSTEOKALZIN Bestandteil der Knochensubstanz

OSTEOKLASTEN knochenabbauende Zellen

OSTEONEKTIN ebenfalls ein wichtiger Bestandteil der Knochensubstanz

OSTEOID neuer, noch nicht mineralisierter Knochen

OSTEOMALAZIE Knochenkrankheit, »weiche Knochen«

OSTEOPATHIE Knochenkrankheit

OSTEOPENIE verminderte Knochendichte (T-Score −1,0 bis −2,5), aber noch kein Zeichen einer Erkrankung

OSTEOPOROSE Knochenarmut mit Folgen (Auftreten von Knochenbrüchen bei geringer Krafteinwirkung)

OSTEOZYTEN im Knochengewebe liegende Zellen

PARAPLEGIE doppelseitige Lähmung

PARATHORMON Hormon, das in den Nebenschilddrüsen (= Epithelkörperchen) gebildet wird und den Kalziumspiegel im Blut erhöht; täglich unter die Haut gespritzt steigert es den Knochenanbau

PATHOLOGISCHE FRAKTUREN Knochenbrüche, die bereits bei geringer Krafteinwirkung auftreten

PEAK BONE MASS maximale Knochendichte

PHYTOÖSTROGENE östrogenartig wirkende Substanzen, die von bestimmten Pflanzen produziert werden (z. B. Soja)

PLASMOZYTOM bösartige Erkrankung der Plasmazellen im Knochenmark, auch Multiples Myelom genannt. Plasmazellen bilden die Immunglobuline, die wir vor allen Dingen zur Infektabwehr benötigen; mit dem Fortschreiten der Krankheit kommt es zu einer Zerstörung des Knochens.

PNEUMONIE Lungenentzündung

POSTMENOPAUSE Zeit nach der letzten Regelblutung, in der Regel nach dem 50. Lebensjahr

PRÄMENOPAUSE Zeit vor der letzten Regelblutung (Menopause)

PRÄVENTION Vorsorge

PREDNISON Kortisonabkömmling, der vor allem in der Behandlung entzündlicher, allergischer und bösartiger Krankheiten eingesetzt wird

PROPHYLAXE Vorbeugung von Krankheiten durch gezielte gesundheitserhaltende Maßnahmen

PROXIMAL dem Rumpf zugewandt

PSA prostataspezifisches Antigen

QCT quantitative Computertomographie; damit kann die Knochendichte der Lendenwirbelkörper gemessen werden

RADIUS Speiche; einer der beiden Unterarmknochen

RALOXIFEN gehört zur Gruppe der SERMs, die ähnlich wie Östrogen den Knochenabbau reduzieren, aber gleichzeitig auch gegen Brustkrebs und gegen Herz-Kreislauf-Krankheiten schützen

REMODELLING, REGELMÄSSIGER KNOCHENUMBAU nach der Wachstumsphase

RESPONSE Ansprechen auf eine Therapie

SCORE englischer Ausdruck, der »Wert« oder »Ergebnis« bedeutet (z. B. T-Score bei der DXA-Messung)

SCREENING-METHODE eine einfache und preiswerte Methode, die im großen Umfang eingesetzt werden kann, um Krankheiten erstmals zu entdecken

SD Standardabweichung, im Englischen »standard deviation«

SEQUENZIELLE THERAPIE zeitlich nacheinander verabreichte Medikamente

SERMS Selektive Östrogenrezeptormodulatoren, die nur noch bestimmte und gewünschte Östrogenwirkungen haben; steigern die Knochendichte und reduzieren das Mammakarzinomrisiko

SINTERUNG langsames, symptomloses Einbrechen der Grund- und Deckplatten der Wirbelkörper

SKOLIOSE seitliche Wirbelsäulenverkrümmung

SPONDYLOPHYT degenerative Verkalkung im Bereich der Bandscheibe/Wirbelkörper

SPONGIOSA schwammartige Knochenstruktur, eingebettet in der Knochenrinde (z. B. in Wirbelkörpern oder im Oberschenkelhals), auch als trabekulärer Knochen bezeichnet

STATINE Medikamente, die zur Senkung der Cholesterin- und Fettwerte im Blut eingesetzt werden. Neue Untersuchungen belegen auch einen knochenschützenden Effekt.

STRUMA vergrößerte Schilddrüse

SUBSTITUTION ergänzende Zufuhr, z. B. über Tabletten oder Infusionen, um einen Mangel auszugleichen

SUPPLEMENTIERUNG Substitution, Ergänzung, Ausgleich eines Mangels über Tabletten

SYMPTOM auffälliges, typisches Krankheitszeichen

SYNKOPE kurzzeitiger Bewusstseinsverlust

TERIPARATID Fragment des Parathormons, das osteoanabol wirkt und dadurch vor allem den Knochenanbau steigert. Es muss täglich unter die Haut gespritzt werden.

THROMBOSE Blutgerinnsel mit Verschluss des Gefäßes

TOXISCH giftig

TRABEKULÄR zum schwammartig aufgebauten Knochen gehörig

TRAJEKTIONSLINIEN Verstärkungen der Knochenbälkchen im Bereich der stärksten Belastungslinien

TROCHANTERREGION bestimmte Region des Oberschenkelknochens nahe der Hüfte, die als Muskelansatz dient, auch Rollhügel genannt

T-SCORE Messwert (»Standardabweichung«), der die Knochendichte des Patienten mit einem gesunden 30-Jährigen vergleicht; für die messtechnische Diagnosestellung der Osteoporose notwendig

ULTRASCHALL-KNOCHENDICHTE-MESSUNG Bei dieser Methode wird die Absorption, Ablenkung oder Geschwindigkeitsänderung von Schallwellen im bzw. am Knochen gemessen und so auf die Knochendichte geschlossen.

VERTEBRAL zur Wirbelsäule gehörig

VERTEBROPLASTIE Stabilisierung eines Wirbels durch Zementeinspritzung

VITAMIN-D-METABOLITEN Das zugeführte oder in der Haut gebildete Vitamin D muss in Niere und Leber erst in mehreren Schritten in eine aktive Form umgewandelt werden (= Metabolite).

WACHSTUMSFAKTOREN Substanzen, die das Wachstum bestimmter Zellen anregen

WARD-DREIECK dreieckiges Skelettareal nahe dem Oberschenkelhals, das häufig eine niedrige Knochendichte aufweist und bei der Knochendichtemessung extra gemessen wird

WHO Weltgesundheitsorganisation

Z-SCORE Messwert (»Standardabweichung«), der die Knochendichte des Patienten mit gesunden Personen gleichen Alters und Geschlechts vergleicht

ZYTOKINE lokale Gewebehormone, die das Wachstum von Zellen steuern

ZYTOSTATIKA Medikamente gegen Krebs

ÜBER DEN AUTOR PROF. DR. MED. REINER BARTL

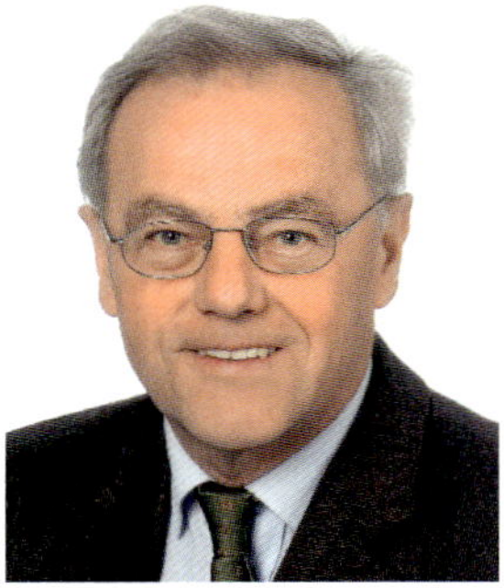

Prof. Dr. med. Reiner Bartl studierte ab 1963 Physik, Philosophie, Geschichte, Germanistik und Humanmedizin. Ab 1970 arbeitete er als Assistenzarzt, 1983 folgte eine Professur für Innere Medizin mit den Schwerpunkten Osteologie, Hämatologie und Onkologie an der Ludwig-Maximilians-Universität München. Später übernahm er die Leitung der Mammakarzinom- und Multiples-Myelom-Ambulanzen. 2003 gründete er das Bayerische Osteoporose-Zentrum am Klinikum Großhadern (»Knochenambulanz«). Bartl gilt als Pionier der Osteologie in Bayern.

Seit 2009 etabliert er das Osteoporosezentrum München am Dom mit den Schwerpunkten Osteoporose, Stressfrakturen und Knochenmarködem.

Seit 2000 gibt er zum Welt-Osteoporosetag jährliche Veranstaltungen für Patienten, gemeinsam mit dem Bundesselbsthilfeverband für Osteoporose e.V. (BfO).

2025 bekam er die Georg-Friedrich-Louis-Stromeyer-und-Jürgen-Probst-Medaille von der Deutschen Gesellschaft für Unfallchirurgie für sein im Jahr 2023 erschienenes Werk »Osteoporosis in Clinical Practice« verliehen.

Prof. Dr. med. Reiner Bartl publizierte etwa 80 Bücher in mehreren Sprachen sowie mehr als 400 wissenschaftliche Publikationen zu den Themen Osteoporose, Knochenmarkdiagnostik, Knochenmarködem, Multiples Myelom, Hämatologie und Onkologie.

OSTEOPOROSE ZENTRUM AM DOM

Osteoporose-Zentrum München am Dom
Prof. Dr. med. Reiner Bartl und PD Dr. med. Christoph Bartl
Kaufingerstraße 15, 5. OG, 80331 München
Tel. 089 200 01 43–63, Fax 089 520 55-252
info@osteoporose-bartl.de
www.osteoporose-bartl.de

Bundesselbsthilfeverband für Osteoporose e.V. (BfO)
Kirchfeldstraße 149, 40215 Düsseldorf
Tel. 0211 30 13 14–0, Fax 0211 30 13 14–10
info@osteoporose-deutschland.de
www.osteoporose-deutschland.de

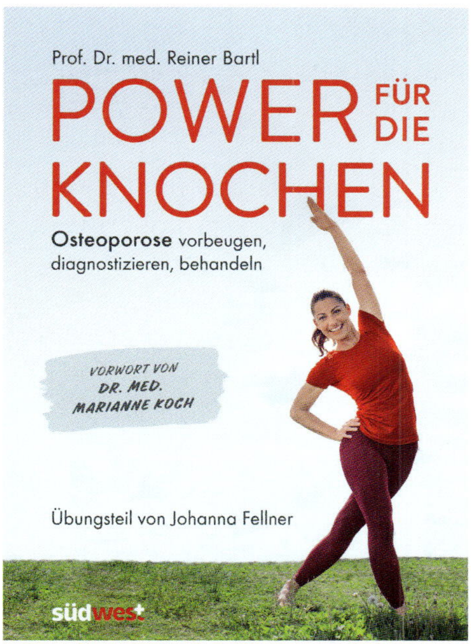

Prof. Dr. med. Reiner Bartl
Power für die Knochen
ISBN: 978-3-517-10074-6

REGISTER

Impressum

1. Auflage

produktsicherheit@penguinrandomhouse.de
(Vorstehende Angaben sind zugleich Pflichtinformationen nach GPSR.)

Hinweise

Das vorliegende Buch ist sorgfältig erarbeitet worden. Dennoch erfolgen alle Angaben ohne Gewähr. Weder Autor noch Verlag können für eventuelle Nachteile oder Schaden, die aus den im Buch gegebenen Hinweisen resultieren, eine Haftung übernehmen. Bei ernsthaften Gesundheitsbeschwerden konsultieren Sie unbedingt eine Ärztin oder einen Arzt.

Projektleitung: Franziska Daub
Umschlaggestaltung und Innenlayout: OH, JA! (www.oh-ja.com)
Satz: Nadine Thiel, kreativsatz, München
Herstellung: Timo Wenda
Druck und Bindung: UAB BALTO print, Vilnius
Printed in Lithuania

Bildnachweis
Illustrationen/Grafiken: Harald Konopatzki/Prof. Reiner Bartl, teilweise modifiziert durch OH, JA! (www.oh-ja.com)
Fotos/histologische und radiologische Abbildungen: Prof. Reiner Bartl

ISBN 978-3-517-10438-6
www.suedwest-verlag.de